CAMBIOS

7 LECCIONES BÍBLICAS QUE LE DARÁN SENTIDO A LA PUBERTAD

LUKE AND TRISHA
GILKERSON

INTOXICATEDONLIFE.COM

Cambios: 7 Lecciones bíblicas para entender la pubertad.

ISBN: 978-1-946484-46-8

Servicios de publicación y diseño por MelindaMartin.me

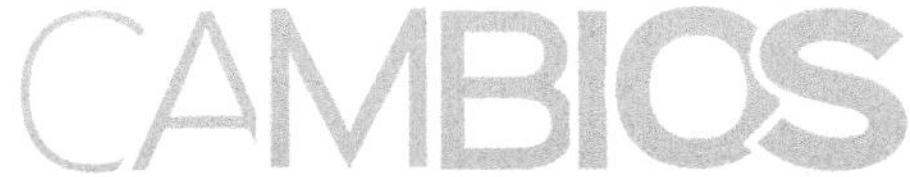

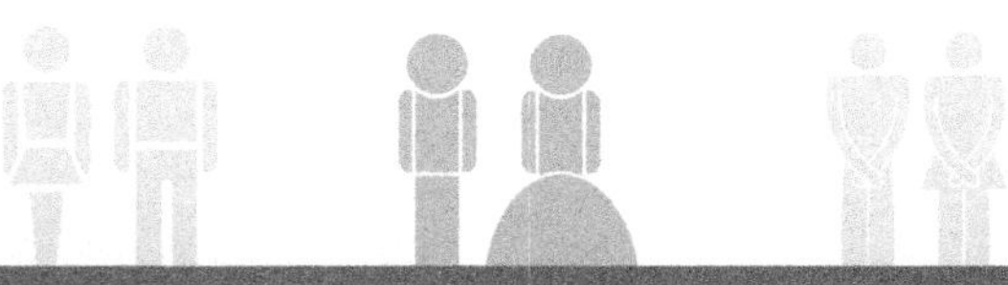

CONTENIDO

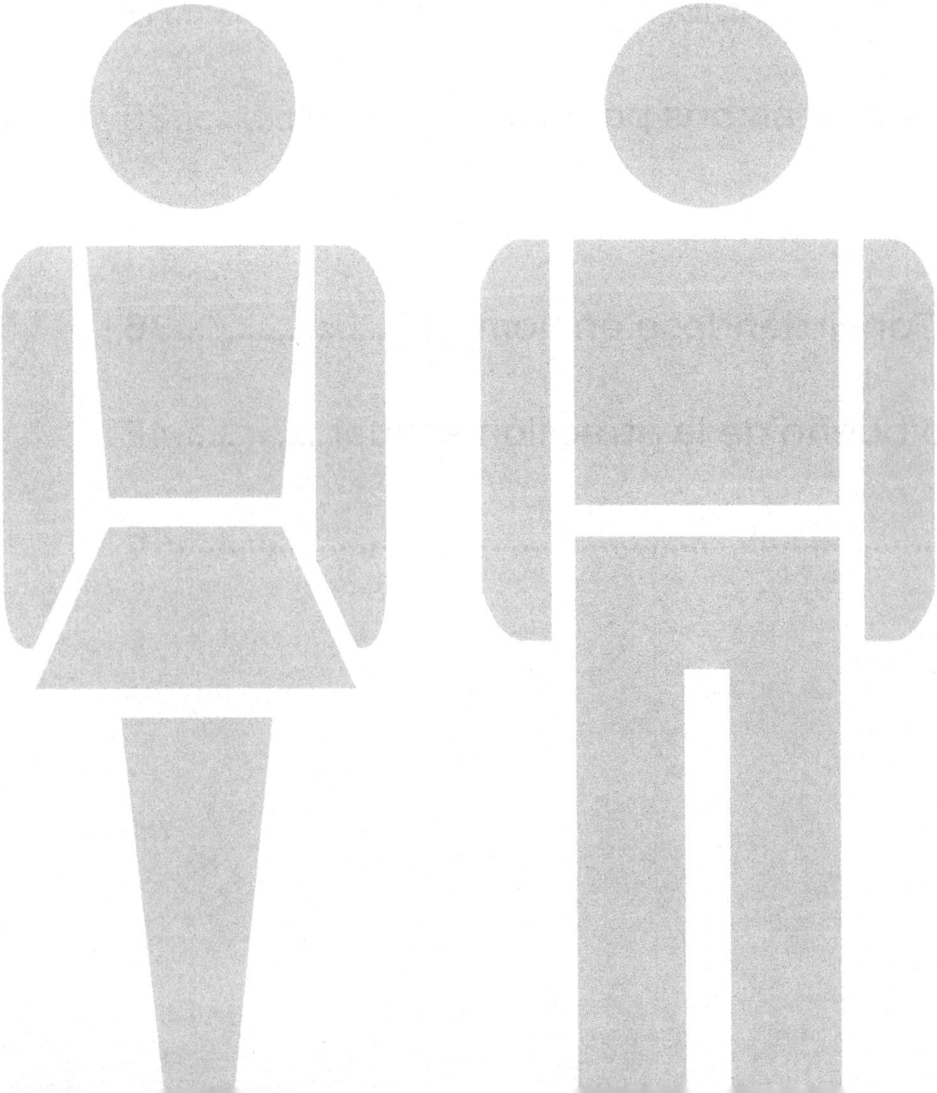

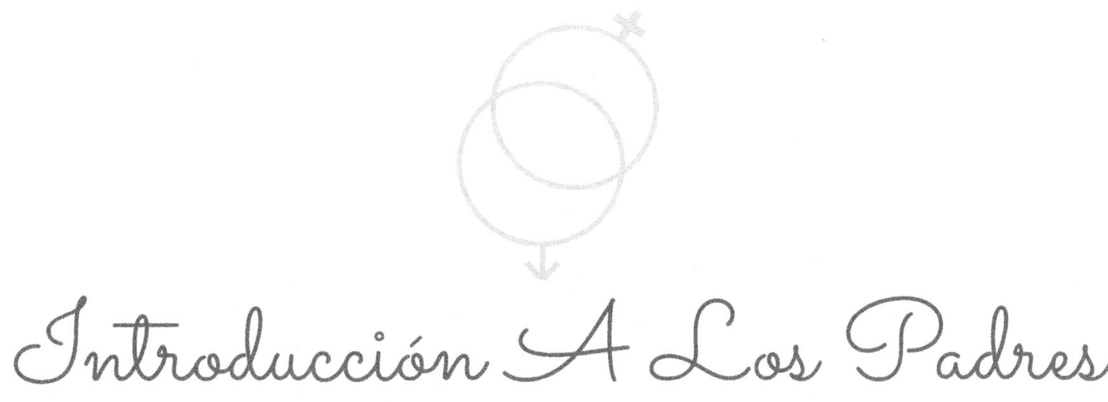

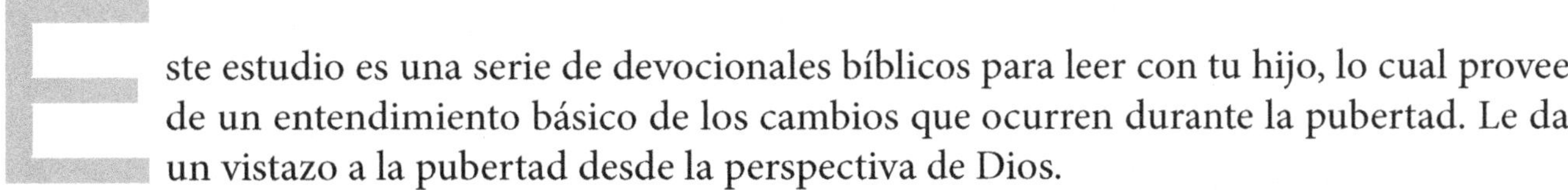

¿De qué se trata este estudio y cómo usarlo?

Este estudio es una serie de devocionales bíblicos para leer con tu hijo, lo cual provee de un entendimiento básico de los cambios que ocurren durante la pubertad. Le da un vistazo a la pubertad desde la perspectiva de Dios.

Este estudio está diseñado específicamente para niños entre los 8 a 12 años de edad, para ser discutido durante siete días.

¿Por qué un devocional familiar sobre educación sexual?

No hace mucho tiempo escribimos nuestro primer libro de la seria, La Charla: 7 Lecciones para introducir a tu hijo en la sexualidad bíblica, un libro diseñado para niños entre los 6 a 10 años de edad. El libro era más o menos como el florecer de una serie de situaciones significativas en nuestras vidas.

Primero que todo, nuestro hijo mayor estaba cada día mostrando más interés sobre temas sexuales. Nuestras conversaciones con él hasta entonces habían sido digamos que muy naturales, breves y tranquilas, pero sabíamos que ya era hora de tener algunas conversaciones más formales con él y de establecer un terreno bíblico acerca del propósito del sexo.

Hicimos nuestra tarea e investigamos varios recursos que enseñaban a los padres sobre educación sexual - incluso algunos excelentes recursos desde una perspectiva cristiana - pero nunca encontramos realmente el libro que estábamos buscando. Queríamos que su educación sexual fuera una extensión natural del devocional familiar y de la educación en casa que ya veníamos realizando. Ya teníamos el hábito de sentarnos con él y con su hermano casi todas las noches abriendo las Escrituras y discutiendo de como la Biblia aplica a nuestras vidas. Queríamos que él aprendiera sobre sexo con un enfoque en la Palabra de Dios (con una dosis sana de biología a una buena medida).

De muchas maneras, La Charla fue un deseo de crear el libro que no logramos encontrar.

La segunda situación que sirvió como catalizador del libro fue el trabajo de Luke en Pacto con los Ojos (Covenant Eyes). Durante años mi trabajo ha consistido en educar familias e individuos sobre los peligros que se pueden encontrar en internet - especialmente sobre pornografía. En esos días, tuve la oportunidad de hablar con muchos padres que desearían haber tomado el tiempo para hablar con sus hijos sobre sexo antes de que el Internet o sus amigos lo hubieran hecho. He hablado con muchos hombres y mujeres que crecieron en hogares profundamente religiosos en donde el sexo se tenía como un tema taboo - en ocasiones como algo sucio - lo cual sirvió como uno de los ingredientes clave para iniciar su obsesión con la pornografía, la fantasía y la promiscuidad. Cada semana escucho historias traumáticas que me rompen el corazón.

Como padres, más o menos damos por hecho que nuestros niños algún día van a ver pornografía. Sabemos que serán expuestos al sexo en los medios y por medio de conversaciones sexuales perversas. Pero, tanto como sea posible, nuestro deseo es poder ser la primera voz dominante que nuestros hijos escuchen cuando tenga que ver con el tema sexual.

Tan solo dame un guion.

Después de publicar La Charla nos sorprendimos con la respuesta recibida de muchos padres, y por supuesto que tuvimos una cantidad justa de aquellos que decían que no - que era una mala idea hablar con los hijos de sexo siendo ellos tan jóvenes. Pero la respuesta predominante que escuchamos fue: "Gracias, esto me quita los nervios y me da un guion para continuar".

Desde entonces hemos aprendido que, para muchas familias, la barrera más grande para hablar de educación sexual es la negligencia y los nervios. Puede que seas del grupo de los negligentes y aun así darte el lujo de aplazar una conversación de tal importancia - pero quizás ya no será así, pues has decidido leer este libro. Pero también puede que seas del grupo de los nerviosos que entiende profundamente que el sexo es un tema importante, y sin embargo no eres capaz de abordar el tema con tus hijos. Totalmente comprensible.

Permite que este libro y su precuela, La Charla, te ayude a romper el hielo. Léelo en voz alta palabra por palabra. O léelo en voz alta e intercepta con tus propios comentarios. O léelo con anticipación para que puedas tener un bosquejo básico de lo que vas a decir. Haz lo que se sienta más natural para ti y para tus hijos.

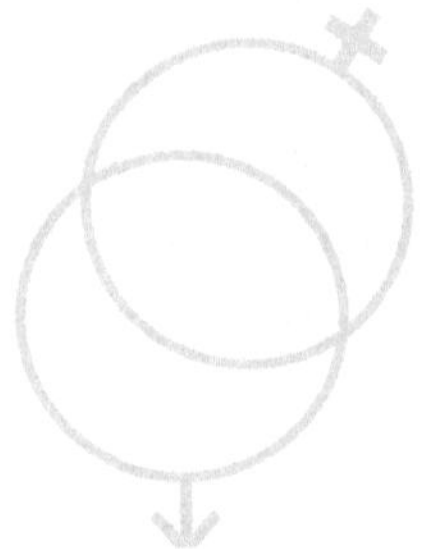

Dentro de lo posible, queremos ser la primera voz dominante que nuestros hijos escuchen cuando tenga que ver con el tema sexual.

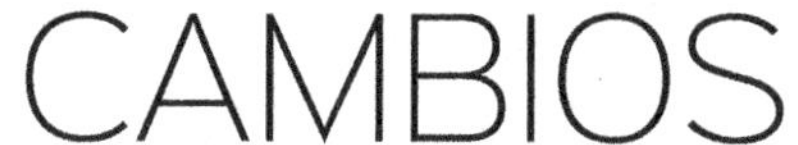

Ladrillos Fundamentales Sobre los Valores Sexuales Bíblicos

La serie de lecciones en el presente libro cubre conceptos teológicos y biológicos sobre la pubertad en un lenguaje en que los niños puedan entender. Cada estudio está anclado a un texto específico de las Escrituras.

- **La lección 1** da un vistazo a los años de adolescencia de Jesús hablando de como la cultura en la que Él vivió reconocía la pubertad como una fase importante en el desarrollo físico y espiritual de las personas. La meta de esta lección es ayudar a tu hijo a ver estos cambios no como algo bizarro, sino como algo bueno lo cual aún el Hijo de Dios tuvo que vivir.
- **La Lección 2** da un vistazo al proceso de cambio en el cuerpo humano en toda una vida. La pubertad es simplemente una de estas múltiples fases significativas que hombres y mujeres tienen que atravesar mientras envejecen. Los cambios físicos son una parte normal de la vida y no hay porque tener miedo.
- **La lección 3** aborda los cambios mentales y emocionales durante la pubertad como también el catalizador interno de cambio en nuestros cuerpos: Las hormonas. La meta de esta lección es enseñar a los niños que existen mecanismos naturales internos en el cuerpo que guían el proceso de la pubertad - creados con el amor sabio del soberano Dios.
- **La lección 4** observa de forma general los cambios físicos que ocurren comúnmente en chicos y chicas incluyendo cambios básicos tales como en la estatura, el cabello, el olor, el acné etc. Todo esto es una parte natural de la transición hacia la adultez.
- **La lección 5** revisa los cambios que toman lugar en las niñas durante la pubertad, tales como depósitos de grasa, desarrollo de los senos y la menstruación. Estos cambios son una parte natural de lo que se significa ser femenina.
- **La lección 6** es sobre los cambios en los chicos tales como incremento muscular, cabello facial, cambios en la voz, crecimiento testicular y la eyaculación. Estos cambios son algo natural de lo que significa ser masculino.
- **La lección 7** ahondará en lo que es la atracción física. La Biblia describe la atracción física como muy buena y muy poderosa. Nuestros jóvenes necesitan entender ambas cosas, lo bueno de ello junto con lo poderoso, para que puedan ser buenos mayordomos de su desarrollo sexual durante la pubertad.

La Biblia y La Pubertad

La Biblia dice muy poco sobre la pubertad prácticamente porque era un algo obvio para los autores bíblicos.

Los maestros judíos de la época de Jesús y aquellos en los siglos que le siguen consideraban que las edades entre los 12 y 13 era la edad de la responsabilidad y la edad de madurez mental - esto era cuando la pubertad estaba en su florecimiento y la adultez comenzaba. Después de esta transición, la chica o el joven eran responsables de tomar sobre si los mandamientos de Dios y los deberes religiosos.

Un año antes de esta transición oficial hacia la adultez, los jóvenes judíos eran traídos al templo de Jerusalén para una de las festividades religiosas y recibir una bendición especial por parte de los rabinos. Ciertamente este es el trasfondo cultural de la historia de Jesús en el templo a la edad de 12 años (Lucas 2:42). Los padres de Jesús y la comunidad podían ver que Jesús se estaba convirtiendo en un hombre adulto, y así ellos identificaron esta ocasión como una gran oportunidad para visitar el templo y adorar a Dios.

Ambas cosas, la persona de Jesús y el ejemplo de la cultura de Jesús sirven de mucha instrucción para nosotros como padres cristianos. Primero que todo, la transición hacia la madurez física y sexual, debería verse como algo bueno - no como algo para hablarse entre murmullos, sino como algo que marca una transición en la vida con muchos significados y un gran propósito. Segundo, cuando Dios Hijo nació en la imagen de un hombre, no dejo a un lado el proceso de pubertad, sino que fue y experimento las mismas hormonas y cambios físicos que nosotros. Además, esto dignifica la pubertad, no es algo con meros cambios torpes, espinillas y un olor vergonzoso en el cuerpo, sino como un cambio bueno promulgado por un Dios bueno.

¿Qué tan pronto es muy pronto? (¿Y por qué lo preguntas?)

La mayoría de padres saben que a los 2 años es demasiado pronto para hablar de pubertad y a los 25 probablemente demasiado tarde. Además de esto, muchos padres se pierden en el tema.

Hemos escrito este estudio para niños entre los 8 y los 12 años, lo cual es un rango bastante amplio. ¿Cuándo se considera apropiado este estudio para tu hijo?

Primero que todo, dirijámonos no a la pregunta, sino al por qué se hace dicha pregunta. Si la pregunta es motivada por el deseo de que su hijo sea capaz de comprender estas ideas debido a su desarrollo intelectual o capacidad de atención, entones la pregunta que haces trae mucha relevancia. No hay razón para arrojar información sobre su hijo si será olvidada pronto o aplicada erróneamente. Hay razones de porque no le enseñamos calculo diferencial a un niño de 3 años.

Si, sin embargo, la pregunta propuesta es motivada por un deseo de posponer la conversación debido a que no quieres robarle a tu hijo su "inocencia", entonces tal vez sea una buena idea desafiar tus suposiciones. El libro de enfoque a la familia "El libro completo de cuidado al bebé y niño" (Te Complete Book of Baby & Child Care,) sabiamente dice:

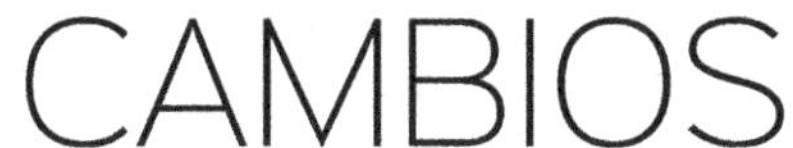

> "Darle al niño hechos acerca de la reproducción, incluyendo detalles sobre el coito, no le roba su inocencia. La inocencia es una función de la actitud, no mera información, un niño de escuela que entiende los detalles del sexo, que al verlo como un acto que en el contexto apropiado expresa tanto amor y da inicio a una nueva vida, retiene la inocencia. Pero un niño que sabe muy poco sobre el sexo, podría ya tener una mente corrupta si ya ha sido expuesto de manera degradante, burlesca o en un contexto abusivo."

Como padres, necesitamos desafiar la creencia anti bíblica de que meramente saber sobre algo roba la inocencia del niño - aparte de la ignorancia. Simplemente no es así.

Lo que roba a un niño su inocencia es el exponerse al abuso del sexo. Vivimos en una era donde este problema es rampante, lo que significa que los padres deben hacer todo lo necesario no solo para guardar y proteger los ojos y oídos de sus hijos de material sexual explotador, sino que deben también establecerse a sí mismos como autoridades sexuales en el hogar mucho más hoy en día que en generaciones anteriores. Cuando un niño de 6 años viene al hogar preguntándose que es una "mamada" es porque ya lo escucho en el patio de recreo, o cuando un niño de 9 años es impactado por las imágenes que ven en una búsqueda Google, es porque necesitan que sus padres estén disponibles y muy dispuestos a entablar una conversación sin ningún temor ni vergüenza.

En otras palabras, al proponerte un rango de edades para estudiar este libro, la tendencia será posponerlo hasta la última etapa de dicho rango, debes entender que esa no es la intención. Dios invento la pubertad por una buena y obvia razón: Es Su proceso natural de transformar tus hijos en adultos capaces de reproducción sexual en algún punto del futuro. Nuestros hijos son seres sexuales - diseñados en su género desde el nacimiento con una trayectoria hacia la masculinidad o feminidad madura. Eso puede ser como una pastilla difícil de tragar, pero hay que buscar como empujarla.

Así que ¿Cuál es el mejor momento para hablar sobre la pubertad de forma específica? La respuesta más corta es esta: Un buen momento para hablar sobre la pubertad es cuando tu hijo tenga capacidad de dar un buen uso a dicha información. Para muchos niños, esto significa hablar sobre la pubertad justo después de ver algunas señales de ella en sus cuerpos o cuando estas señales aparezcan en las vidas de sus compañeros. Dilatar esta conversación solo porque su hijo es un "mete – patas" no es sabio, pues otros a su alrededor ya están experimentando cambios obvios que él o ella necesitan entender.

El Dr James Tanner, pediatra endocrinólogo identifica cinco etapas de la pubertad - ahora llamadas las etapas de Tanner. Estas etapas de madurez sexual están marcadas por el crecimiento del pene y los testículos en los chicos, desarrollo de los senos en las chicas y crecimiento de vello púbico en ambos géneros.

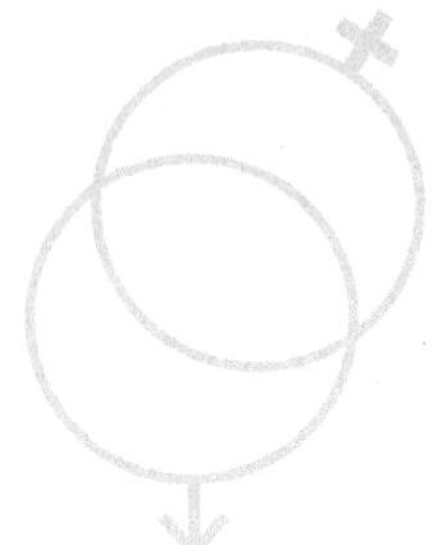

Los niños necesitan que sus padres estén disponibles y muy dispuestos a entablar una conversación ningún sin temor o vergüenza.

Oficialmente la pubertad comienza en la etapa II. Para las niñas en promedio, el desarrollo del brote de mama ocurre dentro de los 8 a 10 años de edad, aunque para algunas sigue siendo biológicamente normal ver esto a los 7 o incluso a los 6 años (dependiendo del trasfondo familiar). Usualmente a esto pasan semanas o meses después de que el vello púbico comienza a crecer cerca de los labios vaginales. Para los niños entre los 9 a 11 años (pero en ocasiones tan tarde como a los 15), los testículos comienzan a crecer y la piel del escroto se adelgaza y enrojece. Esto también comienza después de que el vello púbico empieza a crecer. (Por supuesto que, si quieres saber más sobre el desarrollo sexual de tus hijos, puedes consultar tu doctor o pediatra familiar).

Por estas razones, dependiendo en cómo se está desarrollando el cuerpo de tu hijo y dependiendo del desarrollo físico de otros niños a su alrededor, podría ser muy apropiado estudiar este material alrededor de los 8 años, y para muchos niños a los 9 o 10 sería lo ideal. Para los 12 años, la mayoría de niños junto con sus compañeros actualmente están más allá de la Etapa II y esta conversación seria quizás, ya demasiado tarde.

Además, es importante no posponer esta discusión basado en lo que tú recuerdas del desarrollo en tu propia adolescencia. Muchos científicos reconocen hoy en día que los niños están comenzando su pubertad más rápido en cada generación. Hay muchos factores a quienes se les ha echado la culpa por esto, desde toxinas ambientales hasta los antibióticos en la comida y a la obesidad infantil. Aparte de estas impredecibles consideraciones, se encuentra el hecho de que cada niño es diferente. El hecho de las metidas de pata en tu propia vida no significa que tenga que ser igual en tu hijo - y sin duda tampoco significa que es igual en los amigos de tu hijo.

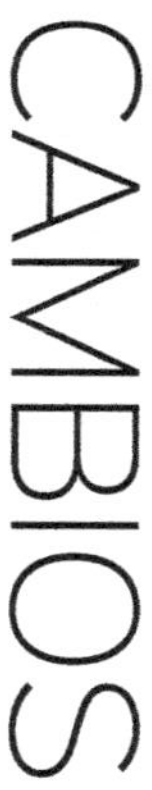

Etapa	Femenino				Masculino				
	Rango de edad	Crecimiento de Senos	Crecimiento de vello pubico	Otros cambios	Rango de edad	Crecimiento testicular	Crecimiento del pene	Crecimiento de vello pubico	Otros cambios
I	0-15	Pre-adolecente	Ninguno	Pre-adolecente	0-12	Testiculos Pre-adolecentes	Pre-adolecente	Ninguno	Pre-adolecente
II	8-15	Aparecen los brotes de mama y la areola comienza a crecer	Vello púbico largo cerca de los labios, a menudo aparece con brote de seno visto en semanas o meses más tarde.	Pico de crecimiento que a menudo se produce poco después de la etapa II.	10-15	Alargamiento de testiculos. Pigmentacion del saco escrotal.	Alargamiento minimo o ninguno.	Cabello largo y suave, que aparece a menudo varios meses después del crecimiento testicular.	No aplica.
III	10-15	Se enlarga el tejido de la areola del pecho sin separarse de sus contornos	Incremento en la cantidad de la pigmentacion del cabello.	Primer ciclo menstrual ocurre en un 2% en niñas que estan al final de la etapa III	11.5-16.5	Mas alargamiento.	Alargamiento significativo, especialmente en su diametro.	Incremento en cantidad, encrespamiento.	No aplica.
IV	10-17	Separación de contornos, la areola y el pezón forman un montículo secundario sobre el tejido de los senos.	Adulto en tipo pero no en distribución.	Primer ciclo menstrual ocurren en la mayoria de niñas en la etapa IV, 1-3 años despues del brote del Seno.	12-17	Alargamiento significativo.	Alargamiento significativo, especialmente en su diametro.	Adulto en tipo pero no en distribución.	Desarrollo de cabello auxiliar y algo de cabello facial.
V	12.5-18	Senos mas grandes con un solo contorno	Adulto en distribución.	Primer ciclo menstrual ocurren en 10% de las niñas durante la etapa V.	13-18	Adulto en talla.	Adulto en talla.	Adulto en distribución.	Cabello corporal sigue creciendo, musculos siguen creciento en tamaño durante muchos meses hasta años. 20% de jovenes alcanzan el pico de crecimiento durante este periodo.

Venciendo Tu Miedo al Sexo

La pubertad es un tema sexual que asusta a muchos padres. Algunos honestamente piensan que en realidad hay algo de sucio con en ello. Algunos saben que el sexo es algo bueno, pero que simplemente es demasiado personal y hasta vergonzoso. En una palabra, el sexo para algunos es algo grosero, una función necesaria para que la raza humana continúe pero que mejor prefieren no hablar de ello.

Sin embargo, el resto del mundo, trata el sexo como si fuera un dios, la última fuente de placer, significado y valor.

Ninguna de estas es la actitud correcta que la Biblia nos muestra. El sexo no es algo grosero, no es un dios, pero si es algo bueno. Como padres, es nuestra responsabilidad no solamente comunicarles a nuestros hijos que es el sexo, sino también mostrar una actitud piadosa sobre ello. Nuestras palabras y el tono de voz deberían comunicar a nuestros hijos que el sexo es algo muy bueno creado por Dios como una bendición.

Como padres, necesitamos darnos cuenta que nuestra incomodidad a la hora de hablar sobre sexo es simplemente eso, incomodidad. Por supuesto, que desenvainar nuestra incomodidad no significa que tengamos que hacer un intercambio de algo tímido por algo grosero - como si fuésemos muchachos carnales dentro de un vestidor. Pero sí significa estar cómodo al decir la verdad y directo cuando se trata de sexo, de esta manera llegamos a ser la fuente más confiable de información para nuestros hijos.

¿Qué debe asustarnos mucho más que el pensamiento incómodo de decir palabras como "pene" y "vagina", o utilizarlas en el mismo sentido en que el mundo perversamente lo habla dejando así un vacío con nuestro silencio?

¿Deberías hablar de los cambios tanto de los hombres como de las mujeres?

Algunos padres podrían ser tentados a hablar solamente sobre los cambios que hay en la pubertad en el género sexual de su propio hijo, pero debemos tener cuidado con eso.

Los cambios que toman lugar tanto en hombres como en mujeres tienen un propósito. Hay un diseño divino en estos cambios. Los hombres necesitan saber sobre los cambios que ocurren en las mujeres, y las mujeres necesitan saber sobres los cambios en los hombres. Este conocimiento no solamente des-mistifica al sexo opuesto, sino que también introduce a su hijo al mundo maravilloso del cuerpo humano y en la forma especial en que Dios formo al hombre y a la mujer; esto sin mencionar, lo difícil que es hablar a un niño sobre que es una esperma y sobre para que sirve un huevo sin dejar de mencionar lo otro.

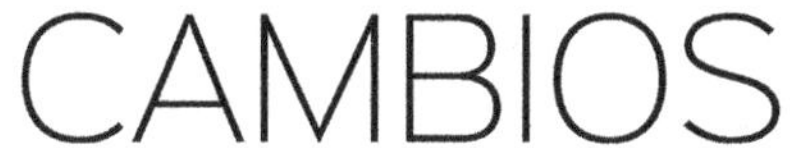

¿Está tu hijo listo para este estudio?

Piensa en este estudio como si fuera una semilla que estas sembrando en tu hijo, ¿En qué tipo de campo crece mejor?

El campo de la familiaridad

Hay mucha información biológica incluida en esta lección. Idealmente, los niños deberían poder crecer en un hogar donde las conversaciones de cómo funciona el cuerpo humano sean algo cómodo de hablar. Desde la niñez, los padres deberían modelar un balance entre hablar francamente sobre el cuerpo poniéndole sentido de modestia y propiedad.

Si tu hijo conoce el material que enseñamos en nuestro primer libro, La Charla, considéralo como el primer paso antes de pasar al presente libro. Ese libro cubre material básico acerca de las diferencias biológicas entre un hombre y una mujer (por dentro y por fuera), cómo se hacen los bebés, qué es una relación, qué es adulterio, y por qué el sexo es únicamente para parejas que estén casadas. Estas conversaciones básicas sobre sexualidad humana permiten que las conversaciones acerca de la pubertad tengan más sentido, sin ellas, no hay forma de darle sentido.

El campo de la enseñanza formativa

Este estudio asume que tienes la costumbre de sentarte regularmente con tu hijo a leer la biblia, orar y discutir el significado de las ideas principales. Estas lecciones deberían sentirse como extensiones normales y naturales del devocional familiar. Si esto todavía no hace parte del ritmo de tu hogar, no comiences con este estudio. Comienza con establecer una rutina regular sobre la Biblia y la oración, siéntete cómodo como líder espiritual en tu hogar. Entonces, después de varios meses de establecer esto, considera utilizar esta guía.

El campo del amor familiar

La educación sexual no es algo que simplemente se enseña, se modela. Las parejas casadas deben modelar como es una relación romántica - honrándose y nutriéndose el uno al otro, robando besos en el camino, bailando en la sala, decirse cumplidos, regalos, etc. Los padres solteros deberían honrar a Dios bajo los estándares del celibato, la honra y el respeto hacia los demás – tiene que ver en como hablamos sobre otras personas, en nuestras elecciones en los medios de comunicación y en como interactuamos. El valor y la centralidad de este modelaje no pueden exagerarse.

La Primera de Muchas Conversaciones

Existió un tiempo en el que los padres hablaban sobre sexualidad con sus hijos para bien, pero esos días ya se fueron. Enseñar a los hijos sobre sexo no es algo de una sola vez, los padres deben enseñar los mandamientos de Dios a sus hijos repetidamente durante las situaciones diarias, en el día a día "cuando te sientes en tu casa, cuando vayas por el camino y al acostarte y al levantarte" (Deuteronomio 6:7)

Junto con *La Charla* estas lecciones pueden proveer a tu hijo de enseñanzas fundamentales, pero una vez se pone el fundamento, es necesario poner más. La repetición es la madre del aprendizaje y mientras pasa el tiempo tendrás que reforzar estas lecciones en cada momento y en cada situación cotidiana. Mientras tu hijo crece, vas a tener que darle más conocimiento a medida que su interés por el tema sexual también va aumentando.

La Pubertad es algo bueno

Los cristianos en todo lugar deberían tomar la pubertad con emoción. Como muchas transiciones en la vida, esta puede traer momentos incomodos, pero todos estos cambios tienen un propósito. Enseña a tus hijos a ver estos cambios con los ojos del Dios soberano, su Creador. Nuestra oración es que estas lecciones te puedan brindar el lenguaje con el que puedas lograr estos resultados.

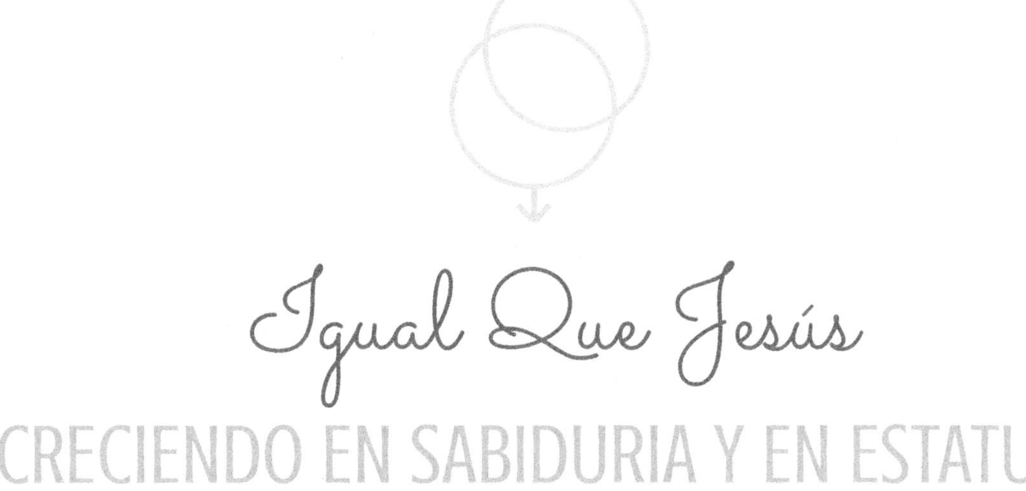

Igual Que Jesús

CRECIENDO EN SABIDURIA Y EN ESTATURA

Pensamiento de apertura:

La Biblia nos habla algo asombroso sobre Jesús: Él es Dios y hombre al mismo tiempo. Esto significa que antes de que el tiempo comenzara, Él vivía con Dios Padre con todas las características que Dios posee. Él es todopoderoso, presente en todas partes, omnisciente, inmutable, infinito, y no dependiente de nada ni de nadie. Pero un día, Él vino a la Tierra como un ser humano. Esto significa que dejó de lado Su gloria y tomó todas las características de un hombre.

Así que, al pensar en que Jesús es Dios, ¿crees que Él alguna vez sintió dolor físico? (Sí.) ¿Se cansó? (Sí.) ¿Tuvo hambre? (Sí.) ¿Tuvo sed? (Sí.) ¿Crees que Jesús tenía emociones humanas? (Sí.) Él experimento todas estas cosas, pero sin hacer nada pecaminoso que pudiera desagradar a Su Padre celestial.

Jesús también creció igual que otros niños. Leamos una historia sobre eso.

Lectura Bíblica: Lucas 2:41-52

Explicación: Esta historia se trata de Jesús creciendo. Algo especial ocurrió cuando Jesús tenía 12 años. ¿Recuerdas a dónde se dirigía Jesús con sus padres? (Al templo de Jerusalén). Caminaron un largo recorrido hacia Jerusalén con su familia y amigos de Nazaret que fue donde Jesús creció. Fueron alrededor de 120 kilómetros, probablemente tardaron tres o cuatro días en este largo viaje. Lo hicieron porque la familia de Jesús quería ir al templo para adorar a Dios durante las celebraciones y ceremonias especiales que tomarían lugar en Jerusalén.

¿Por qué crees que el autor nos dice que Jesús tenía 12 años? ¿Es este un detalle importante? (Observa lo que tu hijo piensa sobre esto) Esto es un hecho importante. Recuerda por un momento la importancia de cumplir 12 y 13 años de edad al ser hombre o una mujer, porque antes eras visto tan solo como un niño, pero a la edad de 13 años, ya te comienzan a tratar más como un adulto.

En los tiempos de Jesús, a los 13 años de edad tú tendrías que comenzar a trabajar más cerca a los adultos y aprender sobre el negocio familiar. Se te requería atender todas las celebraciones y ceremonias religiosas junto con el cumplimiento de los mandamientos de Dios como si ya fueras un adulto, incluso algunos se casaban a los 13 años ¿puedes imaginarlo?

Pero aquellas edades eran importantes pues eran una edad de transición en la vida. La razón por la que este era un tiempo de transición especial era porque el pueblo de aquel entonces entendía sobre los cambios que atravesaba el cuerpo durante esta edad - cambios que continuarían hasta los años de adolescencia. Muchos de esos cambios son cambios que no puedes ver - porque están ocurriendo en el interior; algunos de estos cambios ocurren afuera del cuerpo. Dios ha hecho nuestros cuerpos para que estos vayan a través de unas etapas de crecimiento y una de dichas etapas es llamada la pubertad, ¿has escuchado la palabra "pubertad" antes? (Observa que tanto sabe tu hijo)

Puntos de Charla:

- Tu cuerpo posee órganos sexuales diferentes - partes que hacen a un hombre un hombre y partes que hacen de una mujer una mujer, ¿puedes pensar en un ejemplo? (Observa si tu hijo nombra algún órgano sexual de su cuerpo, órganos externos tales como un pene o vagina, o órganos internos como los testículos o los ovarios).
- La pubertad es una etapa de desarrollo sexual. Esto significa que antes de la pubertad, tu cuerpo es incapaz de reproducción - no es capaz de crear bebés. Pero después de la pubertad, tu cuerpo ya está listo para reproducir. Esto no quiere decir que debas tratar de tener bebés de inmediato, pero tu cuerpo se está alistando para la posibilidad de que te cases y que tengas una familia algún día. Tu cuerpo se convierte en el cuerpo de un adulto.
- Algunos de estos cambios pueden parecer un poco extraños, pero debemos recordar que estos cambios ocurren porque Dios así los diseñó que fuesen, de hecho, Jesús mismo vivió todos estos cambios también. La historia que acabamos de leer dice que Jesús crecía en sabiduría y en estatura, esto significa que su cuerpo se hacía más grande y más maduro mientras que al mismo tiempo su mente crecía en entendimiento. Él vivió la transición de ser un niño a ser un adulto, y el vivir la pubertad hace de esto una fase importante de este largo camino.
- Por esto es que no tenemos que atemorizarnos o confundirnos por estos cambios, Dios es quien hizo nuestros cuerpos así. Aun el Hijo de Dios atravesó esta etapa - lo que confirma que esto hace parte de ser humano. Es bueno crecer y llegar a ser adulto.

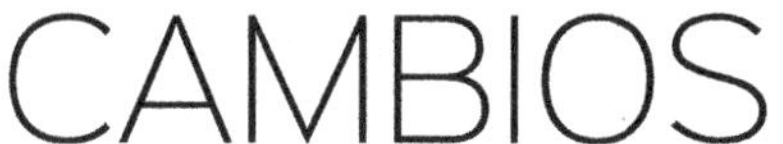

Preguntas para tu hijo:

1. ¿Has notado algún cambio en tu cuerpo o en el de tus amigos de tu edad o mayores? (Observa si tu hijo ha notado algo ya sea en sus amigos o hermanos).

2. ¿Qué significa cuando la Biblia dice que Jesús crecía en estatura? (Significa que creció en tamaño: Su cuerpo se hacía más grande y maduro)

3. ¿Qué crees que significa cuando la Biblia dice que Jesús crecía en sabiduría? (Aprendía y se hacía más inteligente. Alrededor de los 12 años no es sólo tu cuerpo el que madura sino también tu mente. Es un momento muy grandioso en la vida experimentar lo mismo que Jesús experimento - crecer en conocimiento y desarrollar una relación más profunda con el Padre Celestial.

4. Mientras que aprendemos más sobre la pubertad, mantén en mente que Jesús, el Hijo de Dios, atravesó cambios similares en su propio cuerpo, así que dichos cambios no son raros, sino que son exactamente como Dios los diseñó. ¿Éstas interesado en aprender más sobre ello? (Observa si tu hijo tiene alguna pregunta acerca de la pubertad. Déjale saber a tu hijo que durante toda la lección irás desempacando mucha más información)

Oración: Dios, cuando somos niños hablamos como niños, pensamos como niños y razonamos como niños, pero cuando llegamos a ser hombres y mujeres dejamos lo que era de niño (1 Corintios 13:11). Ayúdanos a que mientras crecemos en estatura también crezcamos en sabiduría, y poder crecer en Tú favor y en el de los hombres tal como ocurrió con Tú Hijo (Lucas 2:52). Jesús, fuiste tentado de todos los modos tal y como nosotros somos tentados, pero tu jamás pecaste, así que nos acercamos a Ti para pedirte misericordia mientras aprendemos sobre la importancia de este tema (Hebreos 4:15-16) Amén.

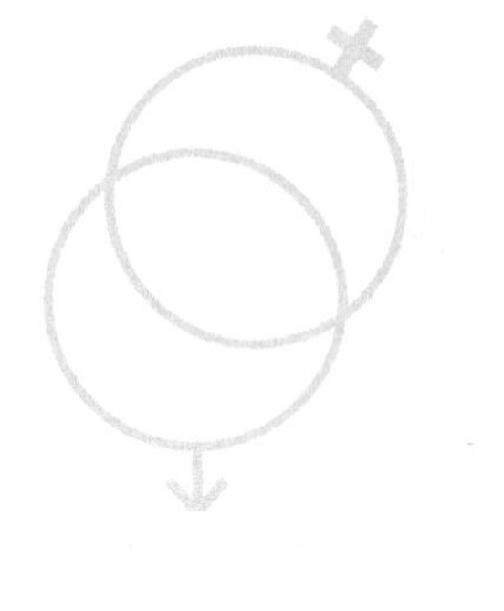

Pubertad

UNO DE TANTOS CAMBIOS

Pensamiento de apertura:

Todo este estudio se trata acerca de los cambios en tu cuerpo. La pubertad es una etapa importante de cambio. ¿Recuerdas qué es la pubertad? (Observa que logra recordar tu hijo. La pubertad es un tiempo de desarrollo sexual en el que tu cuerpo se vuelve capaz de crear y cuidar de los hijos algún día.) Estos son un tipo de cambios físicos, mentales y emocionales que ocurren rápidamente en tu cuerpo durante la pubertad.

Pero en realidad el hecho de cambiar no es nada nuevo. Los cambios han venido ocurriendo desde el momento de la concepción y seguirán sucediendo hasta el día que mueras, así que estarás en constante cambio. El cambio hace parte de la vida.

Lectura bíblica: Proverbios 20:29

Explicación: Por todos lados la Biblia asume que el cambio hace parte de la vida. Este proverbio nos dice que los hombres jóvenes son fuertes en su mente y cuerpo, pero que los viejos están coronados de cabello canoso- lo cual significa que han vivido una larga vida y han vivido muchas experiencias de las cuales podemos aprender. Los hombres jóvenes puede que no siempre sean sabios, pero a menudo son fuertes debido a los muchos cambios que han atravesado desde ser unos pequeñines hasta ser unos adultos. Los hombres viejos puede que no sean fuertes, pero a menudo son sabios debido a los cambios que han experimentado en sus vidas. ¿A quién conoces que tenga cabello canoso?

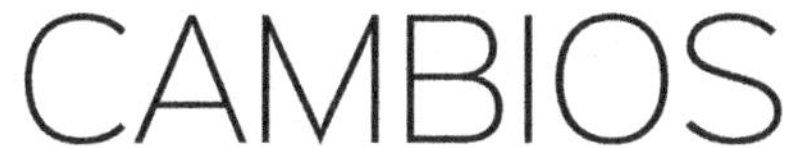

(Observa si tu hijo puede mencionar a alguien que conozcas). Los cambios toman lugar durante una vida entera.

Puntos de Charla:

- Los cambios comienzan en la concepción. Cuando la esperma del padre fertiliza en el huevo de la madre dentro de ella, un nuevo ser humano se forma. Cuando estas dos células tan importantes se juntan, entonces es el comienzo de la vida humana. ¿Recuerdas sobre la esperma y los huevos? (Observa que recuerda tu hijo acerca de donde se forma la esperma y los huevos y de donde y como es que llegan a juntarse)
- El ser humano unicelular es llamado cigoto, y esto se divide en dos células tan sólo 24 horas después de que se fertiliza, entonces estas dos células se dividen en cuatro células, y esas cuatro se dividen en ocho y así sucesivamente. Tan solo toma 10 semanas para que los órganos más básicos del bebé comiencen a funcionar.
- Se tarda sólo nueve meses antes de que la vida unicelular se convierta en un bebé completo. Aunque un bebé no se considera plenamente desarrollado hasta tender alrededor de 40 semanas, con la ayuda de la moderna medicina, los bebés pueden vivir fuera del vientre de sus madres mucho antes que eso.
- La infancia y la niñez es un tiempo en el que hay muchos cambios físicos. Durante este tiempo, los niños doblan su estatura y cuadruplican su peso. durante este tiempo, nos volvemos consientes de nuestro alrededor, y aprendemos que al hablar nos podemos comunicar con otros. ¿Cuáles son los cambios más significativos que has notado en alguien que conozcas desde que era un bebé? (Observa si tu hijo puede pensar en otro niño al que haya visto crecer - podría ser un hermano menor, miembro de la familia o amigo. ¿Qué cambios importantes ha logrado notar tu hijo?)
- Durante las siguientes lecciones vamos a estar analizando otros de los cambios que estarán sucediendo en ti y en aquellos del sexo opuesto durante la pubertad. También estaremos respondiendo a ciertas preguntas que puedas tener sobre ciertas cosas que vienen pasando en tu cuerpo o sobre cosas que vengas sintiendo.
- Después de esto llega la adultez. Los cambios continúan sucediendo desde la adultez hasta que una persona muere. Nuestros cerebros se siguen desarrollando, podemos tener familias llegando a ser mamás y papás, nuestros cuerpos se ponen más viejos, empezamos a experimentar ciertas debilidades que jamás habías sentido hasta que eventualmente todo mundo se pone tan viejo para continuar, que finalmente muere. ¿Quién es la persona más vieja que conozcas? (Observa que características pueden notar sobre el cuerpo de esa persona y que la hace ver vieja).

En nuestra próxima lección estaremos hablando sobre aquello que causa los cambios en el cuerpo.

CAMBIOS

Preguntas para tu hijo:

1. Algunos piensan que los cambios durante la pubertad son en realidad algo raro, pero el cambio es algo que hace parte durante toda nuestra vida. ¿Qué tanto has cambiado durante toda tu vida? *(Observa que tanto puede recordar tu hijo. ¿Cuál es su primer recuerdo? ¿Se acuerda tu hijo de haber sido más bajo o más delgado? ¿Pueden conectar algunas de las actividades infantiles que ya no les gusta realizar?)*

2. También he pensado en muchos cambios. ¿Qué edad tenía cuando naciste? *(Deje que su hijo haga los cálculos. Hable con su hijo sobre algunos de sus recuerdos de cambios en su propio cuerpo: la primera infancia, la adolescencia, la edad adulta. Tal vez incluso saque fotografías de cuando tenía su edad. Comparta algunos de sus favoritos recuerdos de ese momento en tu vida).*

Oración: Dios, gracias por crear nuestros cuerpos. Hemos sido maravillosamente creados (Salmos 139.14). Mientras nos volvemos más viejos, nuestro ser exterior se irá desgastando mientras que nuestro ser interior se renueva de día en día (2 Corintios 4.16). No importan cuán viejos o frágiles nuestros cuerpos lleguen a ser, gracias por hacer nuestro corazón cada vez más como el de Tu Hijo Jesús. No importa cuán jóvenes o viejos seamos, ayúdanos a presentar nuestros cuerpos a Ti como sacrificios vivos que te adoren y te glorifiques con todo lo que hagamos (Romanos 12: 1-2; 1 Corintios 10:31) Amén.

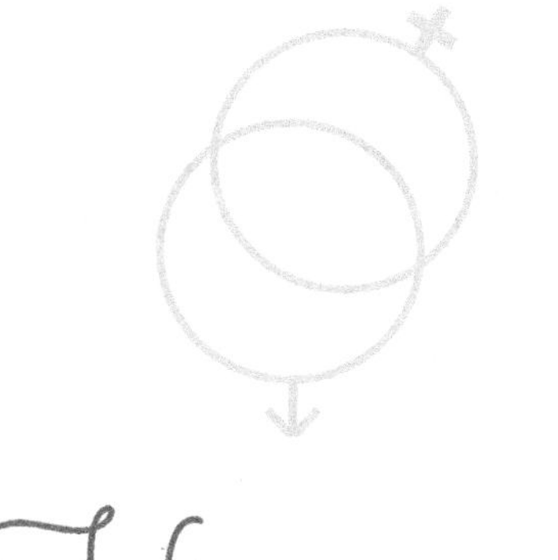

Hormonas

EL CATALIZADOR DE CAMBIO

Pensamiento de apertura:

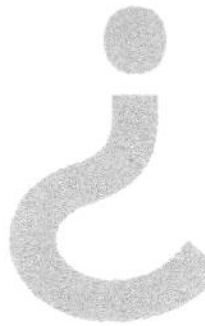

¿Sabes lo que es un catalizador? Un catalizador es algo que causa una reacción, por ejemplo: Si yo pongo en línea una pila de dominós y los empujo con mi dedo ¿Qué crees que sucederá?

(Muéstrale a tu hijo la imagen de los dominós o si puedes organizar una pila tú mismo)

Las hormonas son el catalizador en tu cuerpo, lo cual, causa el cambio y te hace más maduro. Las hormonas son una de aquellas grandes responsables de que tu cuerpo se desarrolle de ser un niño hasta tener cuerpo de adulto.

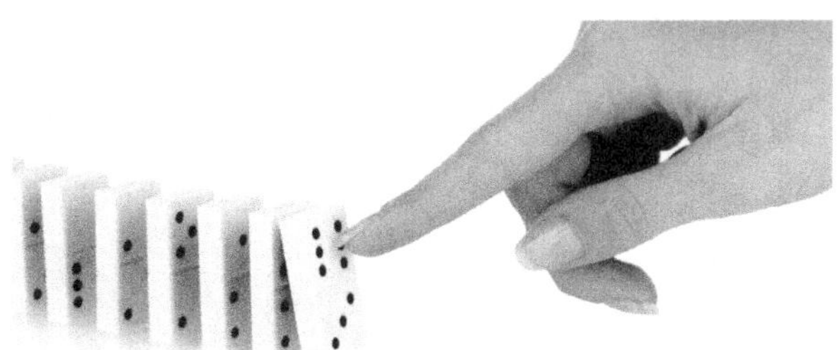

Lectura Bíblica: Salmos 104: 21-28

Explicación: Este salmo menciona una gran variedad de criaturas como el león que caza en la tierra o como un gran océano lleno de criaturas que buscan alimentarse en los mares. Si estudias estos animales aprenderás como es que obtienen su comida. Ellos tienen que moverse a su alrededor, buscar y matar a su presa, verás que son unos hábiles cazadores. Pero el salmo además dice algo interesante, el salmista dice que estos animales buscan a Dios por su comida y Dios mismo es quien los alimenta. Así que ¿Cómo es realmente? ¿Cazan ellos mismos su comida? o ¿Es Dios quien los alimenta? (Observa la forma en que tu hijo reacciona ante esto).

La respuesta es las *dos cosas*. Dios obra a través de procesos naturales. Dios creo el león cazador y el monstruo marino capaz de nadar por su presa, así que cuando estos animales actúan de la manera en que Dios los diseñó, Él mismo los alimenta. Dios obra por medio del proceso natural que Él creó.

La misma verdad ocurre con nuestros propios cuerpos. Dios ha diseñado nuestros cuerpos para que atraviesen la etapa de la pubertad, y es Él quien sigue en control como guía.

Puntos de Charla:

(Muéstrale a tu hijo el diagrama cerebral junto a los diagramas de anatomía masculina y femenina utilizando los puntos de charla mostrados aquí debajo.)

DIAGRAMA DE UN CEREBRO

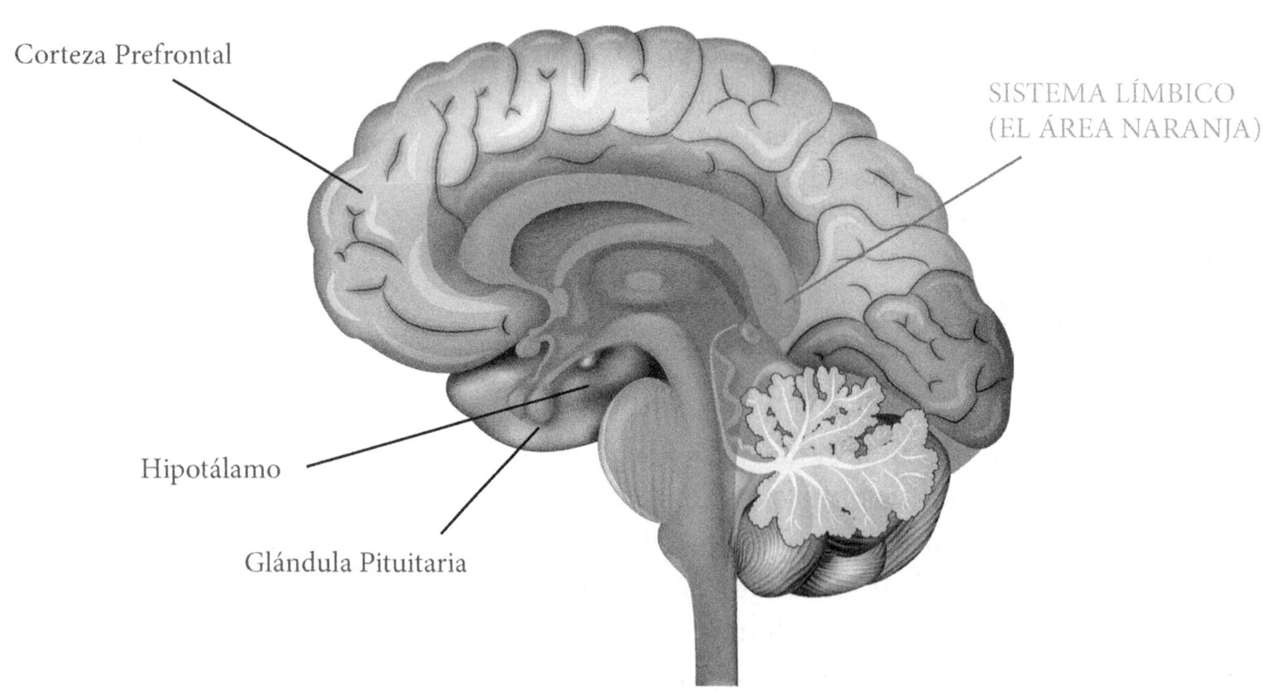

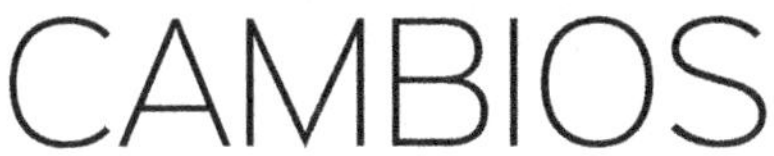

Comencemos con el cerebro

- ¿Recuerdas en los dominós como el dedo actúa de catalizador? Dios ha puesto algo en nuestros cuerpos lo cual funciona como un catalizador. Las hormonas son pequeños mensajeros químicos. Hay diferentes órganos en tu cuerpo que producen estos mensajeros químicos que viajan por todo tu cuerpo diciéndole que haga lo que se supone que debe hacer. Durante la pubertad tu cuerpo comienza a producir hormonas las cuales son las responsables del cambio en tu cuerpo. Una vez que estas hormonas comienzan a trabajar, tu cuerpo comienza a cambiar.
- Tenemos muchas hormonas diferentes en nuestro cuerpo, pero hay algunas hormonas muy especiales que nuestro cuerpo comienza a producir durante la pubertad. Existen dos áreas de nuestro cerebro que son el hipotálamo y la glándula pituitaria las cuales son las responsables de que la pubertad comience.
- Nuestros hipotálamos producen algo llamado GnRH (lo cual es más fácil de pronunciar que hormona liberadora de gonadotropina). GnRH le dice a la glándula pituitaria que libere más hormonas y estas hormonas comienzan con el proceso de pubertad.
- La glándula pituitaria es como el centro de control; les dice a las otras glándulas en tu cuerpo que hacer. Y cuando esta despacha estas hormonas tan importantes, envían una señal que hace que empiece el desarrollo sexual tanto en hombres como en mujeres. Observa que tan pequeña es la glándula pituitaria - tan solo del tamaño de una arveja. ¿No es asombroso que una pequeña glándula controle todo esto? (Permite que tu hijo vea el diagrama y observa si puede sostener sus dedos mostrando que tan grande es una arveja).

La Cadena de Reacción Física

- En las niñas estas hormonas actúan en los ovarios. Hablaremos más de esto en otra lección, pero por el momento ten en mente que los ovarios son los responsables de liberar estas hormonas en el cuerpo, tales como el estrógeno y la progesterona. El estrógeno es la hormona primaria responsable de producir cambios en los cuerpos de las niñas durante la pubertad.

ANATOMÍA FEMENINA

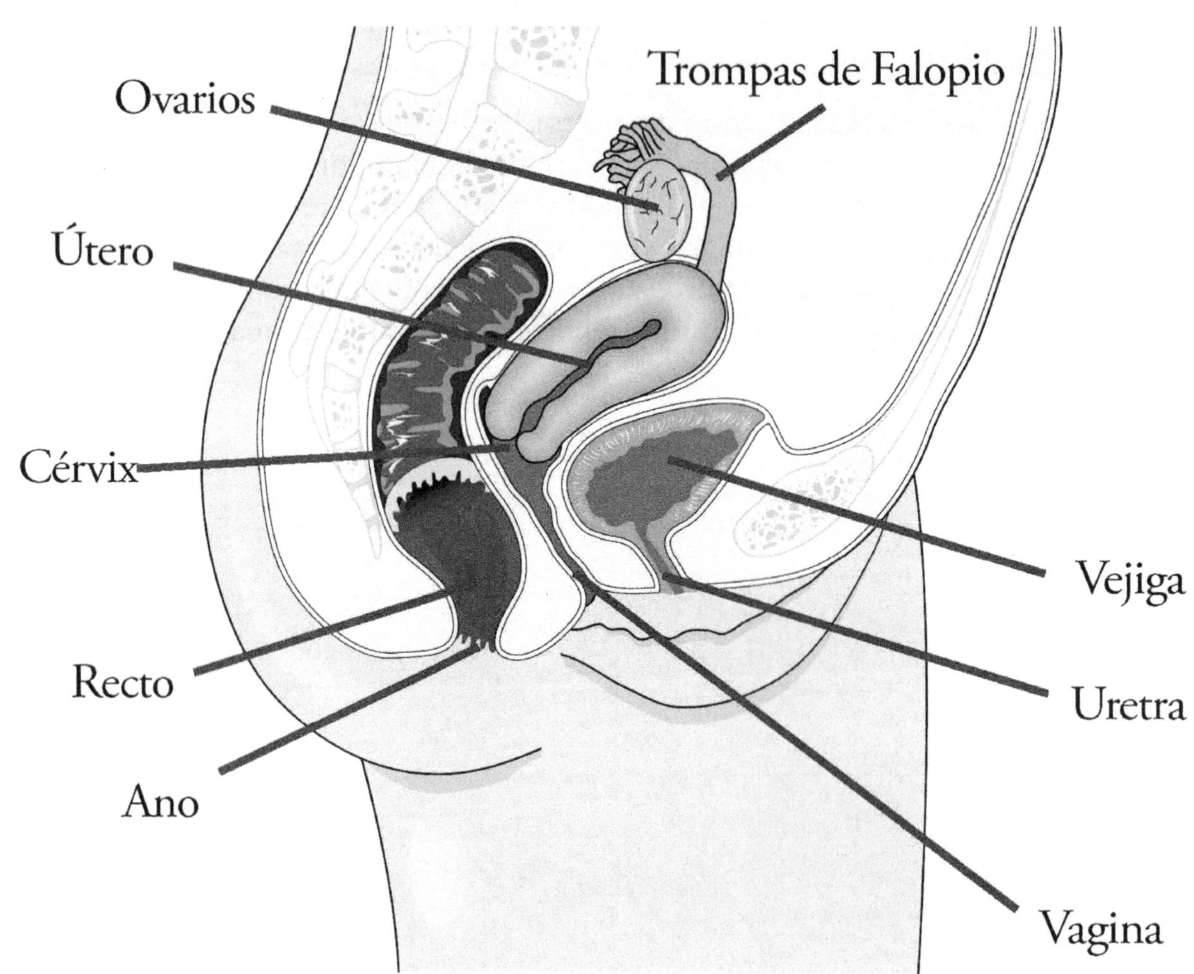

- Igual que en las niñas, los hombres también comienzan su pubertad cuando la glándula pituitaria libera las hormonas, pero en los hombres estas hormonas trabajan en los testículos. Hablaremos de esto más profundamente en otra lección, pero por ahora ten en mente que los testículos son los encargados de producir una hormona llamada testosterona. La testosterona es la hormona principal responsable de producir los cambios en el cuerpo de los hombres durante la pubertad.

ANATOMÍA MACHO

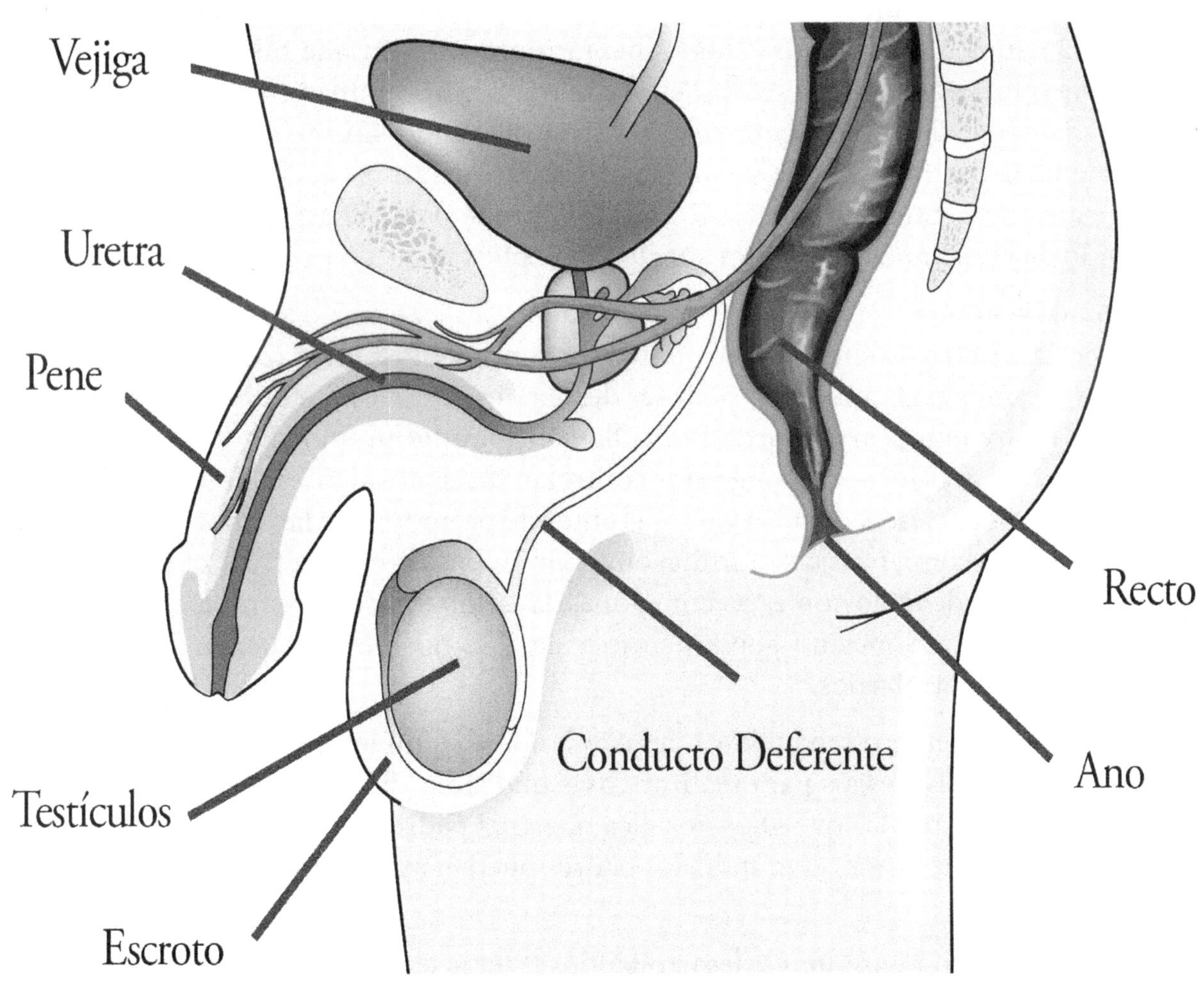

Cambios emocionales y mentales

- A medida que todas estas hormonas comienzan trabajando en tu cuerpo, también hay un par de áreas en tu cerebro que experimentan algunos cambios importantes durante la pubertad - típicamente alrededor de los 11 años para chicas y un año después para los hombres. Una de estas áreas se llama el "sistema límbico". El sistema límbico tiene muchas cosas importantes que hacer, pero una de las cosas que debe hacer es la de dirigir nuestras emociones, a menudo se le llama el "cerebro sensitivo".
- La segunda parte del cerebro que se vuelve más fuerte durante la pubertad se llama la corteza prefrontal, la cual, está ubicada al lado derecho de tu frente, a esto la llamaremos "el cerebro pensante". Esta parte de tu cerebro es la que hace planes, analiza opciones y considera las consecuencias. Cuando las emociones se elevan en tu cerebro sensitivo es tu cerebro pensante el que activa los frenos y te ayuda a reaccionar de manera adecuada.
- Pero durante la pubertad, tu cerebro pensante se está desarrollando mucho más despacio que el sensitivo. Para finales de tu adolescencia tu cerebro continuará creciendo hasta que cumplas 20 años. Pero mientras tanto, habrá momentos en que tus emociones se sientan un poco fuera de control: sentimientos de ira, temor o impaciencia podrían aparecer inesperadamente. Podrás descubrirte a ti mismo llorando sin razón sin saber por qué o alguien podría decirte algo que de inmediato te hará sentir enojado o triste. Muchos llaman a estos momentos "un meceo de humor" porque pareciera que rápidamente te estas meciendo de una emoción a la otra sin alguna explicación.
- Cuando nos sentimos realmente tristes o enojados, ¿es esto una excusa para pecar contra Dios o herir nuestro prójimo? (No). ¿Son estos sentimientos una razón valedera para tratar mal a tus amigos, familiares o para ser desobediente? (No). La pubertad es una buena temporada para practicar lo que la Biblia llama "dominio propio". El dominio propio no necesariamente significa ser hábil para controlar tus sentimientos, sino que significa el poder hacer un alto en el camino y pensar antes de permitir que las emociones te controlen a ti. Cuando comienzas a sentir una emoción intensa como de tristeza o ira, recuerda que no hay nada de malo con estas emociones, sin embargo, debes orar a Dios por ayuda para que estas emociones no gobiernen tu vida. Las hormonas pueden influenciarnos, pero no deben controlarnos.
- A medida que tu cerebro sensitivo va desarrollándose, también podrás sentirte muy valiente y querer tomas riesgos para realizar cosas que jamás habías intentado antes. Esta es una de las razones por las que Dios nos da a nuestros padres - para que a medida que crecemos y aprendemos sobre el mundo, los padres puedan ayudarnos a tomar las decisiones correctas.
- Mientras tu cerebro pensante va desarrollándose, serás capaz observar las cosas desde la perspectiva de otras personas y poder ver problemas y situaciones desde ángulos distintos. Esto es algo bueno pues muestra que tu mente está madurando. Sin embargo, corres el riesgo de obsesionarte con lo que las otras personas puedan estar pensando sobre ti. Po-

drías comenzar a preguntarte cosas como: ¿Será que si le caigo bien a esta persona? ¿Será que piensan que soy molesto? ¿Creerán que soy agradable? ¿Querrán ser mis amigos? Es muy normal tener este tipo de pensamientos, pero recuerda, que lo que otras personas piensen de ti no importa tanto como lo que Dios piensa sobre ti. Las buenas noticias es que si estamos unidos a Cristo tenemos a nuestro favor el perfecto amor de Dios.

DIAGRAMA DE UN CEREBRO

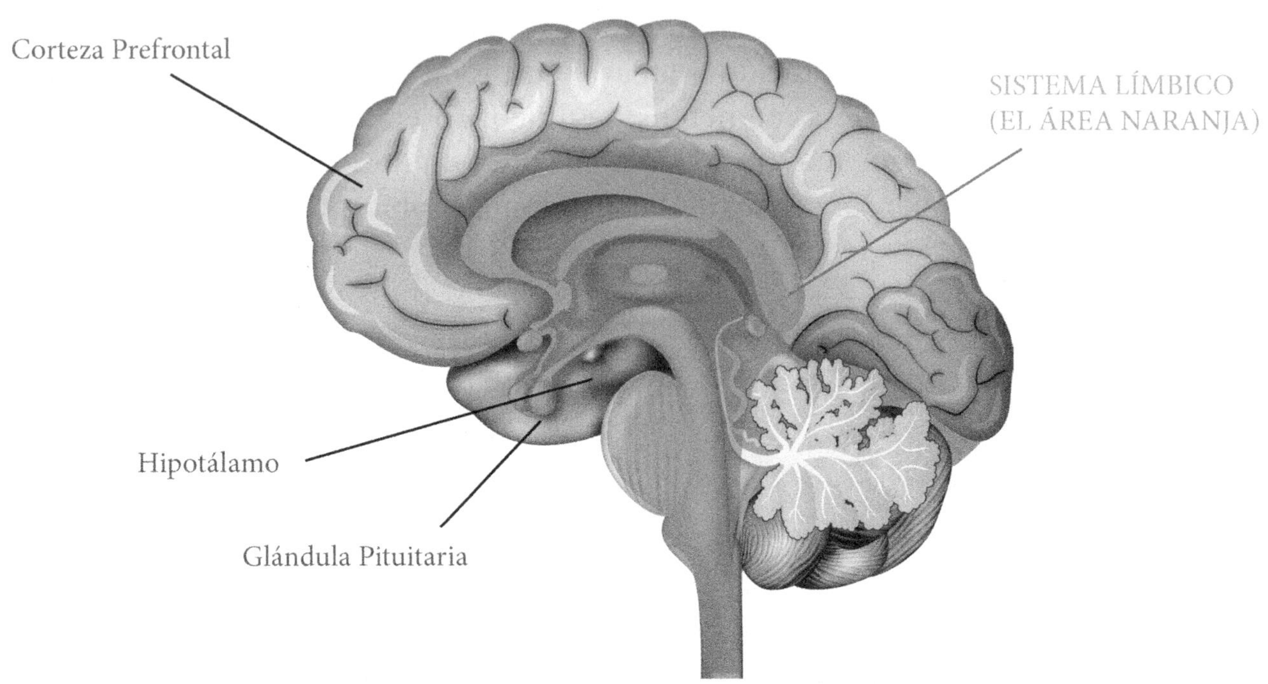

Preguntas para tu hijo:

1. Así que, ¿Son las hormonas las que nos llevan a la pubertad? o es Dios quien hace que suceda. (Todas dos, así como Dios alimenta los leones y las criaturas marinas por medio de instintos de cazar, del mismo modo Dios hace que la pubertad ocurra por medio de la liberación natural de las hormonas).

2. ¿Qué tan parecidos son los cuerpos de los hombres y de las mujeres al momento de llegar a la pubertad? (Ambos poseemos las mismas áreas cerebrales que liberan el mismo tipo de hormonas, ambos tenemos órganos reproductivos que responden a dichas hormonas y ambos atravesamos cambios emocionales al mismo tiempo que nuestro cerebro crece y madura).

3. Al pensar en lo aprendido, ¿Qué tan diferentes son los cuerpos del hombre y de las mujeres? (Los hombres tienen testículos que producen testosterona y las mujeres tienen ovarios que producen estrógeno).

Oración: Dios, de la manera en que das la comida a las bestias y a los hijos de los cuervos que claman (Salmo 147:9), has creado un proceso natural que hace que nuestros cuerpos maduren. Tu haz creado a los seres humanos y te delitas en la creación llamándola buena en gran manera (Génesis 1:31), y ello incluye nuestra madurez sexual. Nos has llamado a amarte con toda nuestra mente, y a medida que nuestra mente atraviesa momentos de dificultad emocional, por favor danos dominio propio para que nuestras emociones no nos gobiernen. La complejidad y belleza de nuestros cuerpos son un fiel testigo de cuan sabio, poderoso y maravilloso eres Tú. Amén.

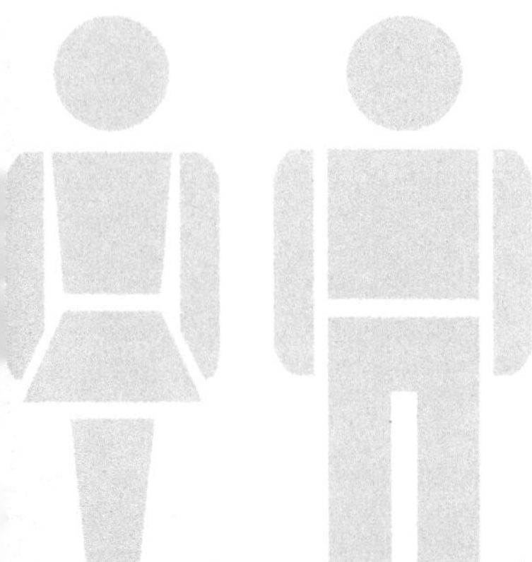

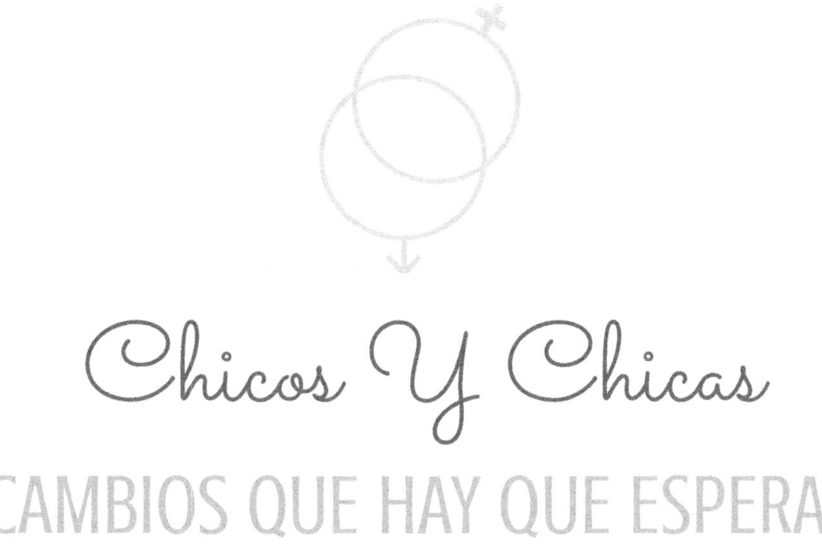

Chicos Y Chicas

CAMBIOS QUE HAY QUE ESPERAR

Pensamiento de apertura:

En nuestra lección previa hablamos sobre las hormonas. Las hormonas liberadas en nuestro cuerpo hacen que se produzcan los cambios que experimentamos en la pubertad. Las primeras hormonas que son liberadas toman su lugar en el cerebro. ¿Recuerdas cuál es la parte del cuerpo en las mujeres que liberan hormonas durante la pubertad? (Los ovarios). ¿Recuerdas la parte del cuerpo en los hombres que libera las hormonas? (Los Testículos).

La última vez hablamos sobre cómo es que tu cerebro se desarrolla cuando ocurren los cambios durante la pubertad. ¿Qué recuerdas sobre algunos de los cambios emocionales y mentales que los chicos atraviesan? (Cambios de ánimos, deseo de intentar cosas nuevas con bravura y riesgo, siendo más conscientes de las cosas).

¿Sabías que hay dos épocas en la vida en los que nuestros cerebros atraviesan momentos de más grande intensidad de crecimiento? El momento más importante es cuando somos bebés y el segundo momento de gran cambio ocurre en la pubertad.

El apóstol Pablo escribió sobre algunos cambios que él mismo experimentó durante su pubertad en la primera epístola a los corintios.

Lectura Bíblica: 1 Corintios 13: 8-12

Explicación: Pablo estaba pensando en aquella época en la que se hacía adulto, es decir, cuando atravesaba la pubertad. Antes de esto era más infantil en su manera de pensar, pero al desarrollarse más su cerebro y su cuerpo podía comenzar a pensar más como un adulto.

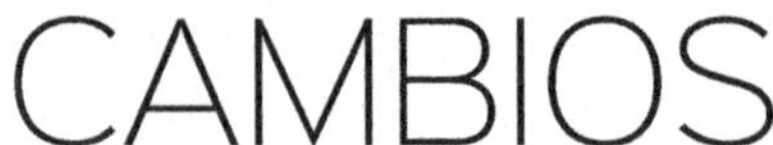

Pablo está haciendo una analogía, él está tratando de explicar cómo serían las cosas una vez Jesús regrese a la tierra. Cuando Jesús regrese el mundo será perfecto de nuevo y podremos conocerle en plenitud - cara a cara. Cuando llegue el momento de mirar nuestras vidas cuando Jesús regrese, entonces podremos pensar que "sabíamos mucho sobre Cristo, pero no lo conocíamos realmente de la manera en que lo conocemos ahora. Y antes de que podamos ver a Jesús cara a cara, seremos como niños en nuestro entendimiento, pero al verle tal y como Él es sabremos cuán sublime y maravilloso es. Sera como si ya hubiéramos crecido".

¿Cómo crees que será aquel momento de ver a Jesús cara a cara? (Permite que tu hijo imagine como seria ver a Cristo cara a cara).

Pablo está utilizando una experiencia con la cual sus lectores pueden identificarse. Todos sus lectores adultos podían comprender lo que significa cambiar de ser un niño a ser un adulto. Todos recuerdan los cambios vividos durante la pubertad - tanto los mentales como los cambios físicos. Lo que él está diciendo es que cuando podamos ver a Jesús y cuando Él finalmente cambie el mundo, será como si nos volviésemos más maduros. Pensaremos de manera diferente, sentiremos de manera diferente y entenderemos de forma diferente.

Por el momento vamos a mirar algunos de los cambios físicos importantes que tanto hombres como mujeres experimentan durante la pubertad.

Puntos de Charla:

- Tu cuerpo atraviesa muchos cambios durante esta etapa. Un cambio importante es tu estatura. ¿Te has vuelto más alto? (Si). Ya has tenido algunos cambios hasta ahora, pero durante la pubertad experimentaras picos de crecimiento rápido. Esto significa que te vuelves más alto en un periodo de tan solo 2 a 3 años. Las mujeres por lo general tienen estos picos rápidos entre los 10 y los 14 años. Por lo general los jóvenes comienzan a tener cambios rápidos un poco más tarde que las mujeres, pero usualmente continúan creciendo hasta finalizar sus años de adolescencia mientras que las mujeres dejan de crecer primero que ellos.
- Además, recuerda que todos van por la pubertad a su propio ritmo. Algunos comienzan más temprano, otros más tarde. El cuerpo de todos luce diferente. Por esta razón es que es tan importarte no burlarse de los demás debido a sus cambios físicos en el cuerpo. Sus cuerpos han sido creados por Dios y jamás olvides que Dios no comete errores.
- Otro cambio físico es el crecimiento del cabello. Al comenzar la pubertad tu cabello comienza a crecer en los genitales y en las axilas. El cabello comienza siendo suave pero eventualmente se volverá más grueso y en ocasiones más oscuro y crespo. Esto es una señal de que tus hormonas están trabajando como debe ser y que tus órganos sexuales dentro de tu cuerpo están madurando. ¿Sabes cómo se le llama a este cabello? (Observa si tu hijo sabe y dile que este cabello se llama vello púbico).

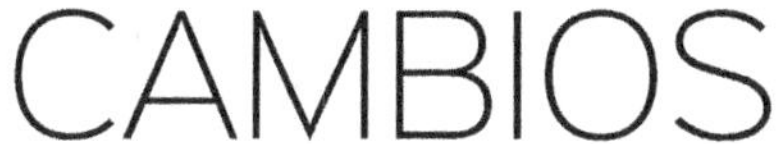

- También tu cuerpo comienza a sudar distinto. Tú ya posees un sudor corporal, pero en aquellos lugares donde crece el nuevo cabello tales como tus genitales o axilas, tienes lo que se llaman las glándulas sudoríparas. Antes de la pubertad, estas glándulas no están activadas, pero se activan durante la pubertad para permanecer así por el resto de tu vida.
- Estas glándulas sudoríparas producen un tipo de sudor más aceitoso. Cuando este sudor llega a la superficie de tu cuerpo, hay una bacteria a la que le gusta comerlo y esta bacteria crea un olor apestoso mientras comen, esto es lo que causa el olor corporal. ¿Has estado alguna vez al lado de un adolescente o adulto que tienen este olor fuerte? (Observa que dice tu hijo sobre esto)

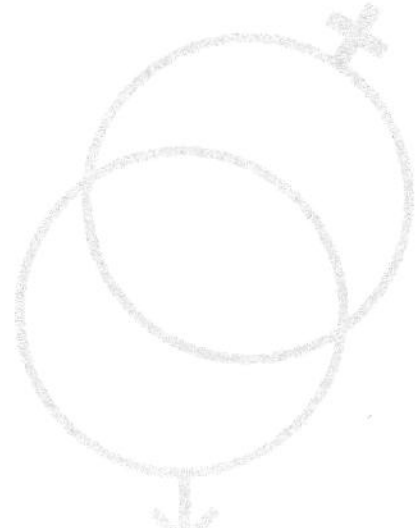

Higiene para chicos y chicas: Padres, tu puedes enseñarle a tu hijo que tipo de desodorante o anti-transpirante utilizar y decirle cuando aplicárselo y porque es importante utilizar uno.

- Es importante, cuando comienzas la pubertad, bañarte bien para que tu cuerpo no huela mal.
- También durante la pubertad, algunos tienen lo que se llama acné, lo cual, son bultos hinchados sobre la piel que por lo general aparecen en el rostro, cuellos, hombros y espalda.
- Tu piel se cubre de poros por donde el cabello puede crecer. Casi toda la piel en tu cuerpo tiene poros aun cuando hay muchos lugares en el cuerpo donde el cabello es demasiado pequeño y difícil de ver. Dichos poros tienen unas glándulas que segregan una materia aceitosa llamada sebum o sebo. El sebum es importante porque mantiene tu piel y cabello libre de resequedad.
- Pero en ocasiones, especialmente durante la pubertad tu cuerpo crea un poco más de sebum. Algunas células muertas de tu piel que deberían salir por estos poros quedan atrapadas en el sebo y los poros se atascan. Algunas veces, la bacteria que habita en tu piel se puede meter en estos poros en donde se multiplican y puede hasta causar una infección. A esto es lo que se conoce como el acné.
- Lavar tu piel tanto en la mañana como en la noche es una buena forma de prevenir el acné. Comer una dieta que contenga bastantes frutas, vegetales y proteínas como grasas saludables son también factores importantes a la hora de cuidar tu piel. Demasiado azúcar puede causar que el acné empeore. Si hacer esto no es suficiente, podemos mirar otras formas de ayudarte a mantener una piel sana.
- Habrá momentos en los que sientes como si no quisieras que nada de esto cambiara, y es muy normal sentir esto. Solo recuerda que es una bendición crecer y convertirse en adul-

to. ¿Cuál de estos cambios te parece más interesante? (Escucha la opinión de tu hijo sobre qué cambios de la pubertad ve más interesantes).

- En ocasiones podrás sentirte cómodo con los cambios físicos que vienen pasando o también podrás sentir que no te guste como luce tu cuerpo. Solo recuerda que no es importante compararse el cuerpo de uno el de otros. Los estándares de lo que es bonito o apuesto cambian constantemente en el mundo en que vivimos, pero Dios jamás cambia. Lo que Él dice sobre nosotros es mucho más importante de lo que otros piensan acerca de nosotros.

Preguntas para tu hijo:

1. *¿Has notado alguno de estos cambios en tus amigos o familiares que son mayores que tú? (Permite que tu hijo piense en alguien que sea un poco mayor a él/ella. ¿Qué cambios son notorios? ¿Estatura? ¿Forma del cuerpo? ¿Bello axilar? ¿Cambios de ánimo? ¿Más deseos de ser independiente? ¿Acné?*

2. *¿Cuál de estos cambios te parece más extraño? (Permite que tu hijo/hija exprese sus inconformidades con alguno de los cambios mencionados en la lección. Asegúrate de confirmarle que estos cambios son parte vital en la transición corporal hacia la adultez.*

3. *Muchos de estos cambios toman lugar en áreas privadas de tu cuerpo y es importante que respetemos la privacidad de otras personas en nuestra casa. ¿En qué cosas podemos ayudarnos unos a otros a tener privacidad mientras nos vestimos o bañamos? (cerrar las puertas, tocar antes de entrar, pedir privacidad cuando sea necesario, etc.).*

4. *Ya has atravesado por muchos cambios en tu vida, tanto en la forma de pensar como en la forma en tu apariencia. ¿Quién es aquel que hizo que todos estos cambios ocurrieran en tu cuerpo? (Dios, Él es quien ha diseñado el proceso natural de nuestro cerebro y cuerpo para que todas estas cosas puedan ocurrir).*

Oración: Dios, gracias por crear nuestros cuerpos - hemos sido cuidadosa y maravillosamente creados (Salmos 139:14). Tú eres nuestro Creador. Eres Tú quien nos ha creado, somos Tu pueblo y las ovejas de Tu prado (Salmo 100:3). Mientras nos ponemos más viejos, y a medida que dejamos la niñez atrás ayúdanos a dejar lo que es de niño y llegar a ser el tipo de hombre o mujer que quieres que seamos. Queremos ofrecerte nuestros cuerpos como sacrificios vivos, santos y agradables a Ti no importa la edad que tengamos (Romanos 12:1). Amén.

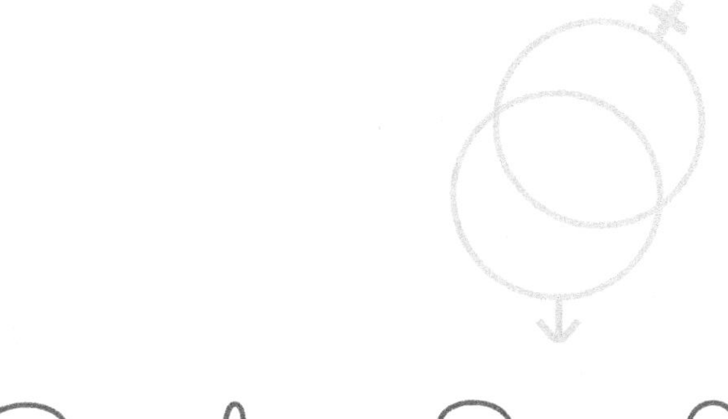

Cambios En Las Chicas

CONVIRTIENDOSE EN MUJER

Pensamiento de apertura:

¿En qué cosas los chicos y las chicas se parecen? (Permite que tu hijo/hija responda esta pregunta. Puntualiza aquellas similaridades que sean obvias: Tanto las chicas como los chicos tienen dos ojos, una nariz, una boca, dos orejas, dos piernas un corazón, un cerebro, etc. Es posible que ellos recuerden algo de la lección anterior sobre los cambios tanto en chicas como en chicos durante la pubertad).

¿Puedes mencionar algunas de las grandes diferencias que puedas notar entre chicos y chicas? (Observa que puede notar tu hijo. Tu hijo puede que señale diferencias culturales, tales como llevar un diferente tipo de ropa, diferencias en intereses comunes o diferencias en la forma del cuerpo).

Casi cada especie en el mundo que tenga columna vertebral posee dos sexos, masculino o femenino, lo cual incluye a los seres humanos. Así es como Dios nos ha hecho. Hoy hablaremos sobre aquellos cambios que ocurren durante la pubertad específicamente en las mujeres.

La mayoría de chicas comienzan su pubertad entre los 8 y 15 años de edad, pero en realidad no hay una forma de saber exactamente cuándo es que tu cuerpo va a comenzar. Por lo general la pubertad puede durar entre 2 a 5 años, para todas puede ser un tanto diferente, no obstante, en general todas deben experimentar básicamente las mismas cosas.

Lectura bíblica: Génesis 1: 26-27

Explicación: Dios creo tanto al varón como a la hembra. Los hombres y las mujeres son parecidos en muchas maneras, ambos somos creados a la imagen de Dios, lo que significa que ambos merecen el mismo respeto. Ambos poseemos características similares, pero hay algunas diferencias muy importantes. Dios creó al hombre y a la mujer con diferentes partes del cuerpo tanto por dentro como por fuera, Dios también hizo que los hombres y las mujeres se desarrollasen diferente durante la pubertad.

Ya hemos hablado acerca de algunos cambios que tanto los jóvenes como las chicas tienen que experimentar, tales como el aumento de estatura, cabello alrededor de los genitales, cabello en las axilas, olor corporal y acné.

Ahora hablemos sobre aquellos cambios que ocurren específicamente en las chicas. Estos cambios son extraordinarios, ya que eso significa que una chica está dejando de ser una niña para convertirse en mujer, y que su cuerpo y mente están adquiriendo madurez.

Puntos de charla:

Creciendo más

- ¿Recuerdas cuando hablamos sobre el estrógeno? (Observa que recuerda tu hijo sobre esto). El estrógeno es la hormona principal responsable de los cambios en el cuerpo de la mujer durante la pubertad, el estrógeno juega un papel importante en todos estos cambios.
- Tanto chicos como chicas se vuelven más altos en estatura durante la pubertad. Por lo general son las chicas quienes comienzan a crecer antes que los chicos, pero los últimos las igualan rápidamente. A la edad de 9 las chicas aceleran su crecimiento, pero en ocasiones esto puede suceder antes o mucho después.
- Tanto el cuerpo de ellos como el de ellas cambian en su composición durante la pubertad: Esto quiere decir que tanto el músculo como la grasa comienzan a crecer en varias áreas del cuerpo mucho más que antes. Pero las chicas comienzan a ver primero la grasa corporal en sus antebrazos mucho antes que los chicos, como también en los muslos y la parte superior de la espalda. Las caderas de las chicas también se ponen más grandes a menudo. Este tipo de grasa no es mala, así que las chicas no tienen nada de qué preocuparse por ello.

Un cabello más largo

- Observa tu pierna ahora mismo, obsérvala muy de cerca, ¿Ves algún cabello en ella ahora mismo? ¿Quizás cabellos muy pequeños? (Observa si tu hijo puede ver los cabellos pequeños en sus piernas.) Tanto ellos como ellas experimentan crecimiento de cabello en lugares nuevos durante la pubertad. Su cabello sobre sus brazos y piernas a menudo se pondrá más oscuro y grueso que antes. Algunas chicas deciden rasurarse las piernas y axilas cuando esto empieza a suceder, todo depende de cuales sean las costumbres familiares.

- La parte externa de las partes íntimas de una chica, es decir, la cubierta que es visible en ella cuando no tiene ropa se llama el labio mayor. Durante la pubertad el cabello comienza a crecer allí, en ocasiones puede que el cabello que crece pueda extenderse hasta los muslos.

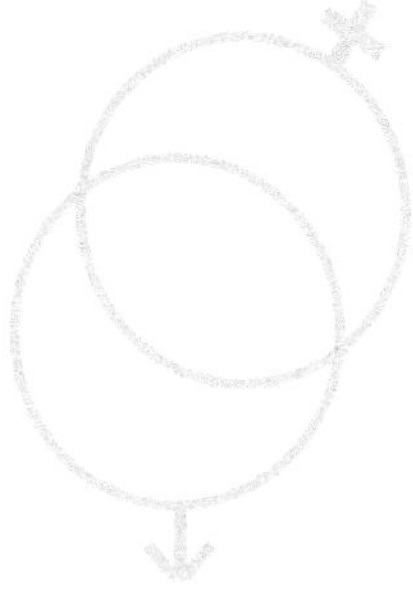

Charla de chicas: Mamás, si tú te rasuras actualmente, quizá sea un buen momento para mostrarle a tu hija el tipo de máquina que utilizas. Habla sobre la frecuencia en que lo haces y en qué momento lo haces. Enséñale como utilizar la máquina de afeitar de forma segura, y asegúrate de responder cualquier pregunta que ella pueda tener sobre esto.

Desarrollo de los senos

- Para las chicas, la pubertad es cuando comienzan a desarrollar senos más grandes. Todo comienza con lo que se llama brotes de mama. Estos son firmes, son como unos pequeños bultos que las chicas comienzan a sentir debajo de los pezones. En algunas ocasiones los brotes de mama se van a formar en ambos senos al mismo tiempo, pero en otras ocasiones, comenzará en uno primero que en el otro. Esto por lo general sucede entre los 9 y 10 años de edad, sin embargo, para algunas niñas comienza a los 6 o 7 y en otras no comienza hasta los 13 o 14.

- Estos brotes de mama se hacen más grandes y más redondos a medida que los senos siguen creciendo durante la pubertad. Los senos pueden variar mucho en su talla y esto no tiene nada que ver con cuán temprano o tarde comiencen a crecer. El crecimiento de los senos no es más que la muestra de que el cuerpo de la chica está madurando. Si en un futuro la chica tiene un hijo, entonces ya podrá alimentarlo con leche de su propio pecho. Sus pechos van a contener los conductos de leche y la hormona prolactina producida justo después de que nazca el bebé, lo cual, hace que los senos comiencen a producir la leche. Ten en mente, que el tamaño de los senos no tiene nada que ver con la habilidad de amamantar.

Charla de chicas: Mamás, ahora sería un buen momento para hablar sobre algo de modestia y posibles estándares en lo relacionado con la ropa interior.

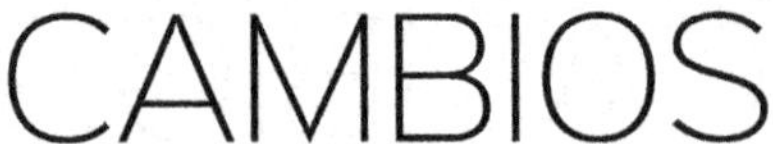

La menstruación

ANATOMÍA FEMENINA

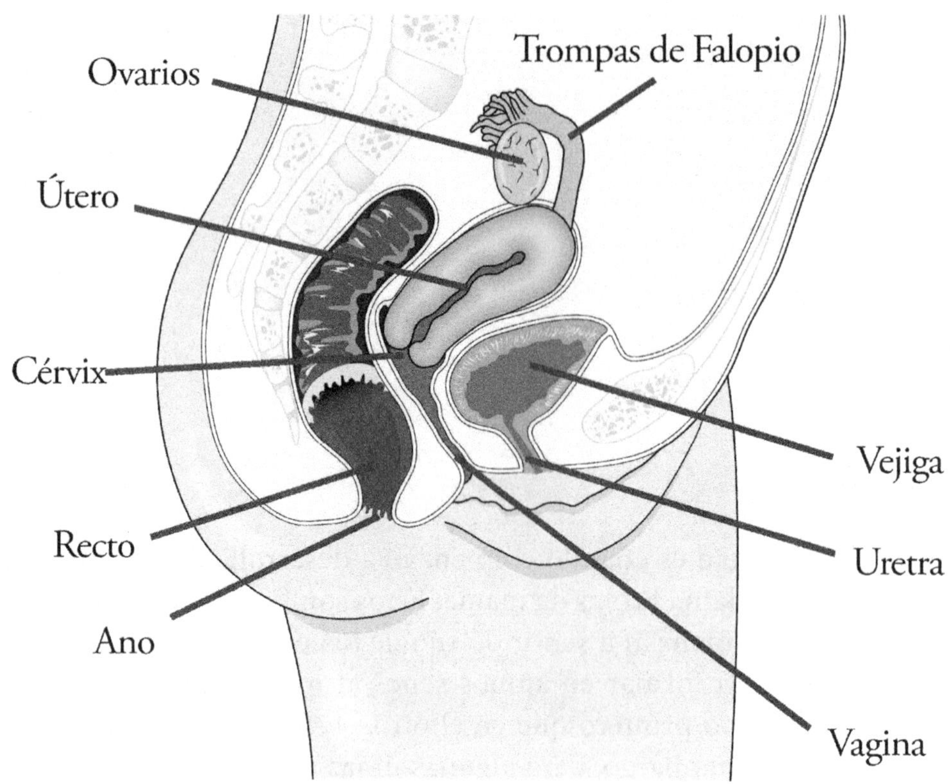

- Una de las cosas que son parte de hacer un bebé son los huevos que produce el cuerpo de la mujer. Los huevos de la mujer se forman dentro de sus ovarios. Una mujer posee dos ovarios dentro de su cuerpo.
- Durante la pubertad, por lo general de un año y medio hasta tres años después de que los senos comienzan a desarrollarse, en las chicas inicia algo llamado la menstruación. La edad promedio en que esto comienza son los 12, pero algunas niñas pueden comenzar dos años antes mientras que otras dos años después.
- A medida que la chica va creciendo, uno de sus ovarios libera un huevo típicamente una vez por mes, y cuando un huevo se libera, a esto se le llama ovulación. Si hay esperma por parte del cuerpo de un hombre ahí, entonces el huevo será fertilizado y viajará a través de algo llamado las trompas de Falopio y se pegará a sí mismo a la pared del útero - también llamada la matriz.
- El cuerpo de la mujer forma una capa de tejido y sangre dentro del útero para formar un lugar en cojín y así el huevo en caso de fertilizado pase por ahí.

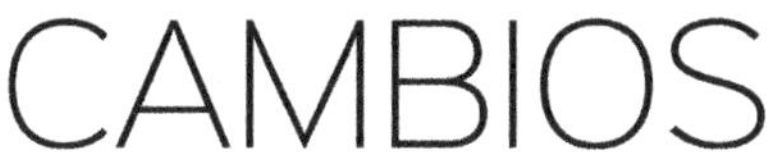

- El huevo fertilizado, el que de hecho es un bebé muy, pero muy pequeño crecerá dentro del útero hasta que llegue el tiempo de nacer.
- La mayoría del tiempo no habrá esperma presente para fertilizar el huevo, así que el huevo no fertilizado simplemente viajará a través de las trompas de falopio y el cuerpo se deshará de este junto con la sangre y el tejido del útero. Todo este material untado de sangre saldrá por la vagina. La cantidad de sangre que una chica pierde durante el periodo varia de una a otra. Al tiempo del sangrado usualmente se le llama período de menstruación.
- Un periodo puede durar de 3 a 7 días. Puede parecer algo raro el sangrar durante varios días al mes, pero ten en cuenta que también es algo muy saludable. Esto permite saber que el cuerpo de la mujer está funcionando adecuadamente y que está madurando bien, como también que algún día podrá convertirse en madre.
- ¿Cuán a menudo crees que suceda? (Observa que dice tu hijo/hija). El tiempo entre cada periodo se llama el ciclo menstrual. Para algunas chicas el ciclo dura menos, como 21 días, y para la mayoría alrededor de 28 días, aunque para algunas chicas un poco más largo como de 45 días. No es algo extraño que el ciclo sea irregular para algunas chicas cuando comienza - algunas veces es más corto, otras veces más largo. Típicamente se establecerá un ciclo predecible a medida que crece en edad. Una chica tendrá período de forma regular durante varias décadas - excepto cuando se encuentre en embarazo -.
- Las chicas por lo general cargan un recipiente especial para atrapar la sangre, o utilizan un tampón que absorba la sangre de manera que no les ensucie la ropa.

CHARLA DE CHICAS: Mamás, quizá sea un buen momento para mostrarle a tu hija algunos productos sanitarios que pueda comenzar a usar una vez le llegue el período. Es mejor familiarizar a tu hija con estas cosas antes de que comience y así ella no será tomada por sorpresa sin saber que empezar a utilizar. Hablen sobre qué tipo de cosas podría sentir durante su período, tales como calambres o hinchazón, pero también enséñale que todas las mujeres pueden experimentar cosas diferentes.

Cambios Generales

- Todos estos cambios son cambios maravillosos, pues estos están preparando el cuerpo de la chica para que algún día llegue a ser una esposa y madre. No todo el mundo se casa cuando crece, pero la mayoría de personas eventualmente lo hacen, y estos cambios físicos hacen que las chicas sean capaces de en un futuro tener relaciones sexuales y crear una nueva vida.
- Es importante para las chicas recordar que Dios no creo nuestros órganos sexuales para meramente sentir placer. Aun cuando sea algo disfrutable para las parejas tener sexo, Dios hizo nuestros órganos sexuales para que podamos expresar nuestro amor a aquella persona con que nos casemos. Por esta razón Dios prohíbe a las personas tener sexo antes del matrimonio. No entregarnos físicamente a nadie a menos que estemos comprometidos con esa persona dentro del matrimonio.

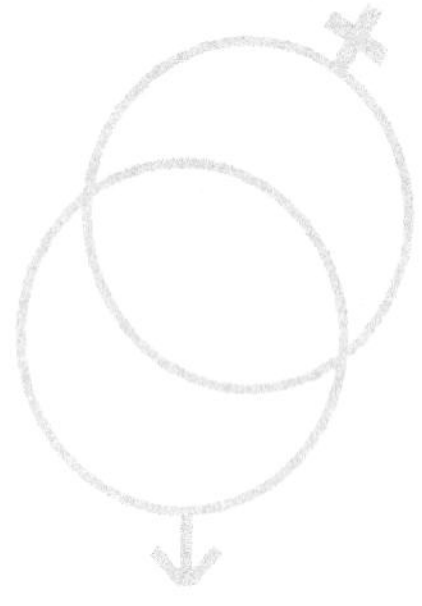

CHARLA DE CHICAS: Puede que encuentres estos cambios en ocasiones algo extraños, pero recuerda que estoy aquí para responder cualquier pregunta que tengas. No existen las preguntas tontas, nadie espera que entiendas todos estos cambios en tu cuerpo, por eso estoy aquí para ayudarte. Si deseas saber sobre si algo es normal, tan solo ¡pregunta!

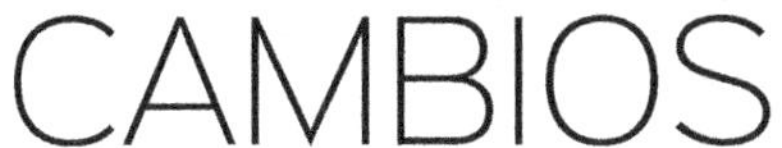

Preguntas para tus hijos:

1. *¿Quién nos hizo varón y hembra? (Dios).*

2. *Veamos si recuerdas, ¿cómo se llama cuando una mujer sangra un poco por la vagina? (menstruación o período).*

3. *Cuando un huevo es fertilizado e implantado en la pared del útero, ¿tiene la chica período en este momento? (No).*

4. *¿Por qué hizo Dios que las mujeres experimentasen la menstruación? (Para que un huevo pueda ser liberado y posiblemente fertilizado por la esperma de un hombre, esto es lo que crea vida).*

5. *De los cambios en las chicas que hemos discutido hasta el momento, ¿Cuál te suena más extraño? (Permite que tus hijos expresen su descontento o incomodidad sobre cualquier cosa mencionada durante la lección y asegúrate de dejar claro que estos cambios hacen parte de la transición normal del cuerpo hacia la adultez).*

Oración: Dios, gracias porque Tú creaste el cuerpo femenino, construido para ser el hogar perfecto para un nuevo bebé vivir mientras nace. Señor, ayúdanos a apreciar aquellas cosas que suceden durante la pubertad, pues esta es la manera en que nos ayudas a madurar de ser niños a ser adultos. Amén.

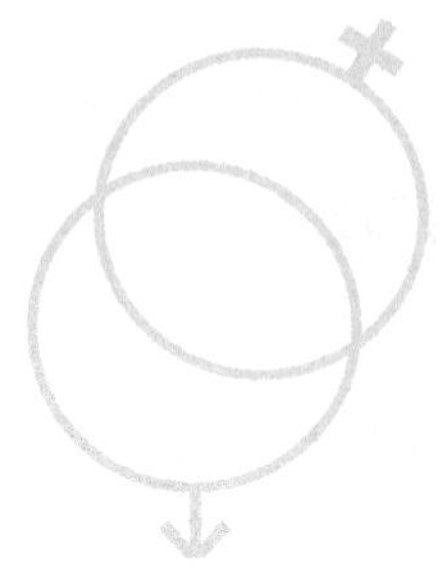

Cambios En Los Chicos

CONVIRTIENDOSE EN HOMBRE

Pensamiento de apertura:

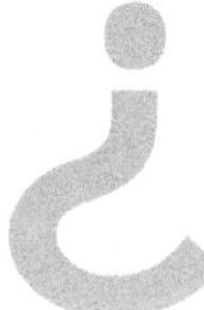

¿Qué recuerdas de lo que hablamos la última vez - sobre los cambios en las chicas mientras atraviesan la pubertad? (Observa que es lo que tu hijo recuerda). La última vez hablamos de las chicas, ¿de qué vamos a hablar esta vez? (De chicos).

La mayoría de los chicos comienzan la pubertad algo entre los 9 y 14 años de edad, pero no hay manera de saber con seguridad en que momento tu cuerpo decide comenzar. Lo típico es que la pubertad dure de 2 a 5 años. Para todo el mundo es un poco diferente, pero lo que ocurre durante la pubertad es prácticamente lo mismo para todos los chicos.

Lectura Bíblica: Génesis 1: 26-27 (Si, otra vez)

Explanation: La última vez también leímos este pasaje bíblico, ¿Recuerdas que fue lo que hablamos sobre este pasaje? (Dios creó a ambos varón y hembra. Los hombres y las mujeres son parecidos en muchas cosas)

Estos versículos bíblicos dicen que la humanidad - tanto el varón como la hembra - son creados a la imagen de Dios. ¿Qué crees que esto signifique? (Tanto hombres como mujeres merecen el mismo respeto)

A pesar de que hallan muchas similaridades entre hombres y mujeres, con solo mirar a las demás personas puedes darte cuenta de que también somos muy diferentes. Cuando hablamos de los órganos sexuales de hombres y de mujeres – ambos poseen diferentes formas de funcionar como también diferentes propósitos de ser.

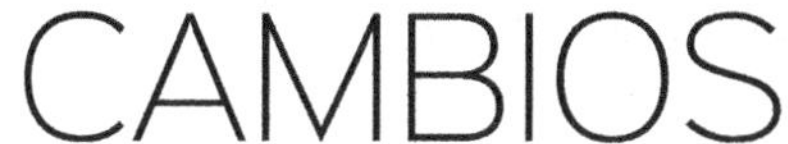

Hemos hablado sobre algunos cambios de las chicas y de los chicos que deben experimentar durante la pubertad. También hablamos sobre los cambios que viven las chicas, hablamos sobre sus cuerpos, y que durante la pubertad estos cambios las hacen capaces de que dentro de ellas puedan crecer bebés.

Hoy hablaremos más sobre como Dios diseñó a los chicos para que crezcan y se desarrollen hasta convertirse en hombres.

Puntos de charla:

Creciendo mas:

- ¿Recuerdas cuando hablamos sobre testosterona? (Observa que es lo que tu hijo recuerda sobre esto). La testosterona es la hormona principal responsable de los cambios en los chicos durante la pubertad, así que la testosterona juega un papel muy importante en estos cambios.
- Tanto las chicas como los hombres crecen en estatura durante la pubertad. Aunque por lo general ellas comienzan a aumentar la estatura un poco más pronto que ellos, los chicos las alcanzan y usualmente llegan a ser más altos en promedio que la mayoría de las chicas. ¡Cuando la pubertad está en su mejor momento los chicos pueden crecer hasta 10 centímetros por año!
- Tanto chicos como chicas experimentan crecimiento muscular durante la pubertad, sin embargo, los chicos lo experimentan mucho más que las mujeres. Con el tiempo sus músculos se vuelven más fuertes, como también sus piernas, brazos, pecho, hombros - y todo su cuerpo en general. Es importante para los chicos que mientras crecen coman comida nutritiva (¡No chatarra!) y realizar ejercicios físicos.
- Algunos chicos van a sentir cierta sensibilidad bajo sus pezones durante la pubertad. Esto es algo normal y no hay de qué preocuparse, simplemente es el cuerpo del chico acostumbrándose a las nuevas hormonas. Es algo temporal – que eventualmente dejará de suceder cuando sea adulto.

Crecimiento de cabello

- Tanto chicos como chicas experimentan crecimiento de cabello en nuevos lugares, pero a los chicos también les crece cabello en su cara y en el pecho. Durante la pubertad, algunos chicos aprenden a afeitarse dependiendo de las costumbres familiares. ¿En qué formas puedes ver que los hombres pueden llevar su cabello facial? (Barba larga, bigote solo, patillas largas, etc.)

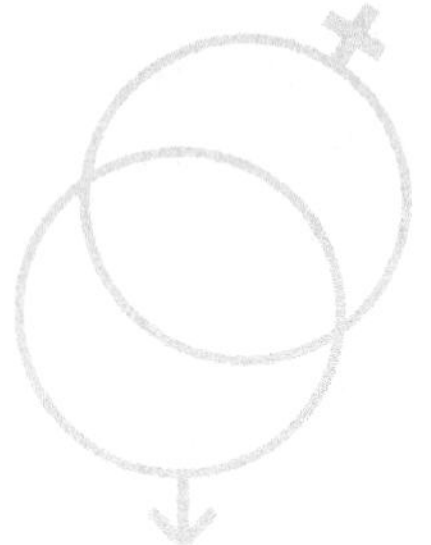

CHARLA DE CHICOS: Papás, quizá quieras mostrarle a tu hijo que tipo de cuchilla utilizas para afeitarse la cara, háblale de cada cuanto lo haces y en qué momentos del día te afeitas.

Cambios en la voz

- Tanto chicos como chicas tienen cambios en la voz durante la pubertad, pero es en los hombres donde el cambio es más notorio. De hecho, los cambios continuaran y en ocasiones los chicos van a sentir que su voz se quiebra y chirrea durante meses. Todas las personas en el mundo tienen una laringe lo cual llaman la caja de la voz. Para los hombres este órgano en forma de tubo se pone más largo y grueso, lo cual, hace que su voz sea más profunda. ¿Conoces a alguien que tenga una voz gruesa? (Observa si tu hijo menciona algún conocido o amigo que tenga una voz gruesa).
- A medida que la laringe crece, el material protector también va creciendo hasta formar un ángulo, de manera que mientras un joven crece podrá ver parte de su laringe sobresalir en su cuello. Por lo general la gente le llama a esto “la manzana de Adán”, aunque en realidad no sea una manzana.

ANATOMÍA MACHO

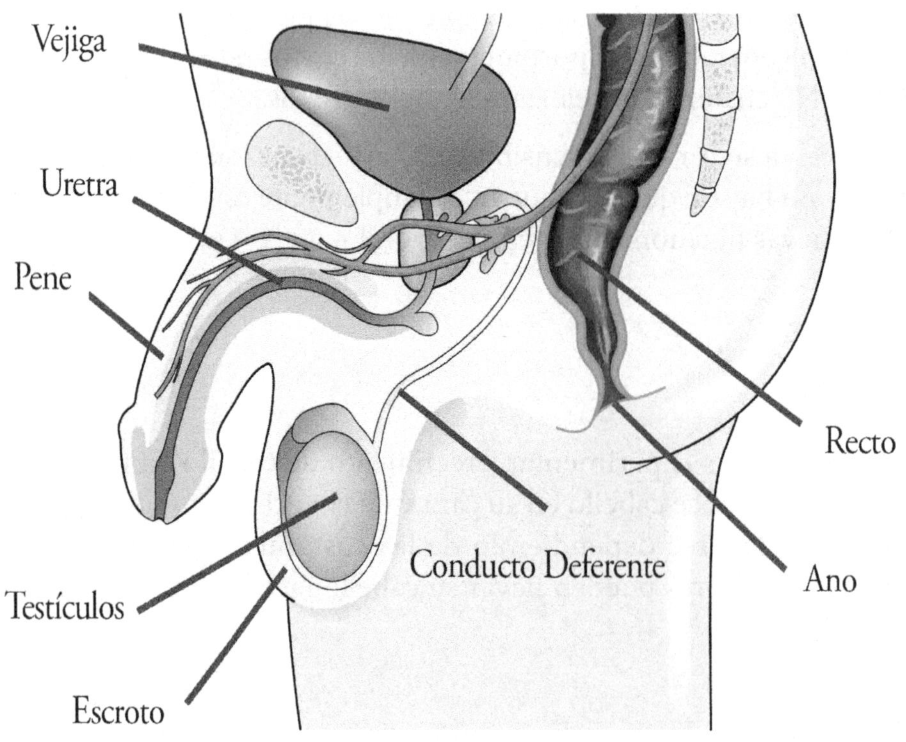

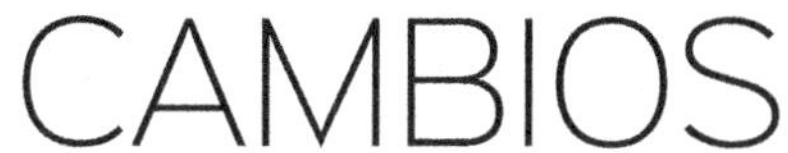

CAMBIOS

Pene, testículos y eyaculación

- ¿Cómo se llama el órgano que cuelga cuando miras a un bebé de frente? (Un pene). ¿Sabías que durante la pubertad el pene se pone más grueso y largo durante un período de varios años?
- Los chicos también poseen dos testículos. Estos cuelgan debajo del pene en un saco de piel y músculo llamado escroto, durante la pubertad los testículos de un joven van a crecer considerablemente.
- Hay un par de funciones que el pene tiene, ¿Puedes adivinar cuál es una de estas dos funciones?
- El primero es cuando la vejiga de un hombre se llena de orina, el cuerpo querrá deshacerse de ella hasta expulsarla, el orín viaja a través de algo llamado la uretra, lo cual, es un conducto ubicado dentro del pene. Así que, el pene es el órgano que los hombres usan para orinar. Esto no es nada nuevo para un chico - los chicos y chicas orinan aún desde antes de nacer.
- La otra cosa importante que un pene hace tiene que ver con lo que está dentro de los testículos. Los testículos sostienen células muy especiales que son importantes pues estas ayudan a hacer un bebé. ¿Sabes cómo se llaman? (Esperma).
- Cuando la esperma fertiliza el huevo de una mujer dentro de su cuerpo, se crea un bebé, y por esto el pene ha sido diseñado por Dios para poner la esperma dentro del cuerpo de la mujer.
- El pene de un hombre está lleno de vasos sanguíneos, y cuando estos vasos sanguíneos se llenan de sangre, hace que el pene se ponga muy duro y recto, a esto se le llama erección.
- Ahora, desde que son bebés, los chicos tienen erecciones, así que esto no es nada nuevo. Pero una vez que la pubertad comienza, el cuerpo de los hombres comienza a producir un fluido llamado semen. El semen es una mezcla de azucares, vitaminas y otros químicos que a la esperma le encanta para poder nadar.
- Después de que el semen es creado durante la pubertad, el cuerpo de un joven es capaz de lo que se llama eyaculación, lo cual significa, "expulsar un fluido". Cuando un chico se excita sexualmente por lo general va a experimentar una erección que eventualmente, los músculos cercanos al pene empujaran el semen a través de la uretra hacia afuera del cuerpo. Dentro del semen se encuentran alrededor de 180.000 células de esperma, aunque es posible que haya muchas más.
- La razón por la cual los chicos pueden tener erecciones y la razón por la cual eyaculan es porque Dios así los diseñó para que siendo esposos puedan tener relaciones sexuales. Cuando el pene de un hombre se pone rígido y erecto, permitirá que pueda ir más fácil dentro de la vagina de la mujer. Y cuando eyacula envía la esperma dentro del cuerpo de

ella, para que así, pueda nadar hasta llegar al huevo con la posibilidad de dar vida a un nuevo bebé.

- Los chicos pueden experimentar muchas erecciones durante la pubertad, lo cual es algo normal. Lo chicos también pueden tener lo que se llama emisiones nocturnas - en ocasiones esto es llamado un sueño mojado - que es cuando su cuerpo eyacula mientras duerme. Esta es una de las maneras en que el cuerpo busca deshacerse del semen extra que ya no necesita.

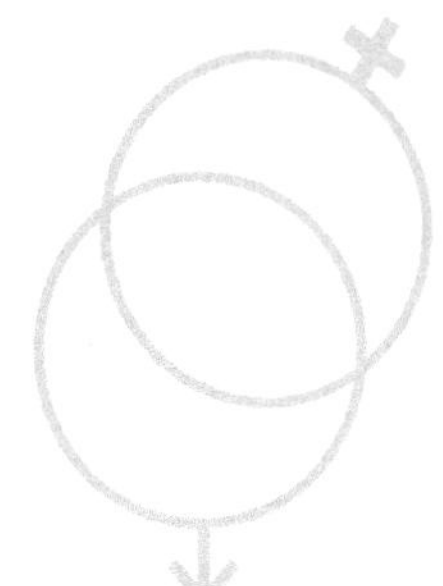

CHARLA DE CHICOS: Tener una emisión nocturna no duele, pero existe la posibilidad de despertarse en medio de una. Algunos chicos se sienten avergonzados al tener estas emisiones nocturnas, pero no puedes controlarlas o parar que sucedan, así que no hay nada de qué avergonzarse por esto. (Este es un bueno momento para hablar con tus hijos hombres sobre qué hacer para limpiarse si se despiertan en medio de la noche o en la mañana después de tener una emisión nocturna).

Cambios Generales

- Todos estos cambios, son cambios maravillosos, ya que estos están preparando el cuerpo de un muchacho para que algún día llegue a ser un esposo y padre. No todo el mundo se casa cuando crece, pero la mayoría de las personas eventualmente lo hacen, y son estos cambios físicos los que permiten que un joven sea capaz de tener relaciones sexuales y crear una nueva vida.
- Es también muy importante para el chico recordar que Dios no creó los órganos sexuales para el mero placer a pesar de que el sexo es algo disfrutable. Dios hizo nuestros órganos sexuales para que así podamos demostrar el amor que tenemos hacia la persona con quien nos casemos. De lo que recuerdes que dice la Biblia, ¿quiere Dios que tengamos sexo antes del matrimonio? (No). ¿Porque no? (Porque el sexo es un acto íntimo que nos ata a otra persona y porque el hecho de tener sexo es mostrarse dispuesto a crear una nueva vida. Si tenemos sexo con alguien con quien no estamos casados, nos apegaremos físicamente y emocionalmente a esa persona y si no estamos comprometidos a esa persona, esto nos acarreará dolor. Esto también significa que podríamos concebir un hijo y en consecuencia

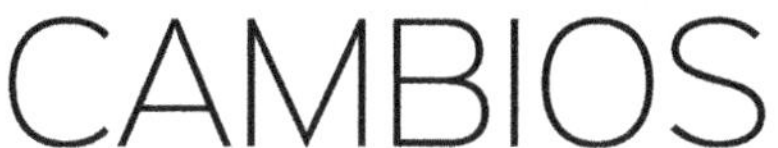

significaría que haya más niños creciendo en hogares en que no tienen a mamá ni a papá para que los eduquen.

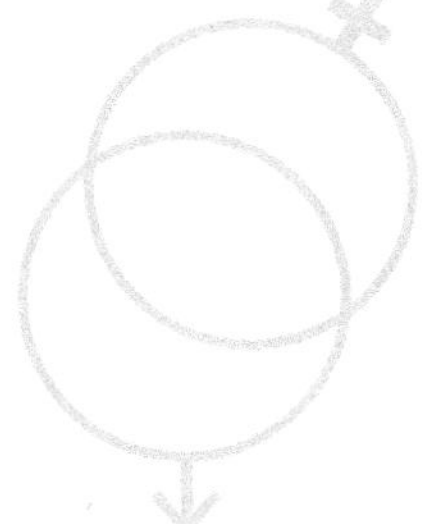

CHARLA DE CHICOS: Puede que en momentos encuentres todos estos cambios como algo extraño, pero recuerda que estoy aquí para responder cualquier pregunta que tengas, no existen las preguntas tontas. Nadie espera que comprendas todos estos cambios en tu cuerpo, por eso es que estoy aquí para ayudarte, y si quieres saber si algo es normal simplemente ¡pregunta!

Preguntas para tu hijo:

1. *¿Quién nos hizo varón y hembra? (Dios).*

2. *Veamos si lo recuerdas, ¿cómo se le llama cuando el pene de un joven se pone duro y recto? (Una erección)*

3. *¿Cómo se le llama cuando el semen sale del pene de un hombre? (Eyaculación)*

4. *¿Porque Dios hizo al hombre capaz de tener erecciones y eyacular? (Para que pueda tener sexo con una mujer, liberar esperma dentro de ella y así poder concebir un bebé).*

5. *¿Cuáles de los cambios en los hombres de los que hemos hablado te parecen más extraños? (Permite que tu hijo/hija exprese su incomodidad sobre algunas cosas mencionadas en la lección. Asegúrate de aclarar que todos estos cambios hacen parte de la transición del cuerpo hacia la adultez.*

Oración: Dios, gracias por crear el cuerpo masculino. Señor, ayúdanos a apreciar los cambios que tienen lugar en la pubertad, pues este ha sido tu diseño para ayudarnos a madurar de ser niños en llegar a ser adultos. En el nombre de Jesús, amén.

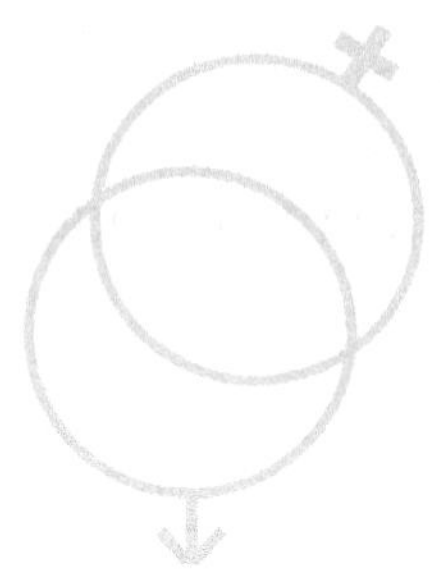

Cambios En El Deseo

LAS COSAS BUENAS DE LA ATRACCIÓN SEXUAL

Pensamiento de apertura:

¿Te he contado sobre la primera vez que tuve una cita con (menciona el nombre de tu quien hoy es tu cónyuge) Cuéntale a tu hijo(s) tu historia sobre esa experiencia, asegúrate de enfatizar los sentimientos que tenías sobre la forma en que la otra persona se veía, la manera en que estaba vestida, la forma de sonreír o reírse, ¿todo aquello que disfrutaste de su compañía?

Esta es otra parte importante de la pubertad: La atracción física. Leamos un pasaje corto de la Biblia sobre eso.

Lectura Bíblica: Cantar de los cantares 1:15-17

Explicación: En este poema hay dos personas que hablan y están en una cita afuera de sus casas. El primer hombre es el rey Salomón, quien se encuentra mirando a la mujer y dice: "Tú eres hermosa", y él asemeja los ojos de ella a dos palomas, pues estos le parecen gentiles, inocentes y tiernos. Ella le habla a él diciéndole que es muy apuesto, y ella al usar su imaginación le dice que el pasto donde ellos están es como el lecho verde y que los árboles que los rodean son como las recamaras altas de madera en su casa. Ella se encuentra como soñando despierta, pensando, "creo que estoy enamorada de este hombre, donde sea que estemos juntos me siento como en casa".

En toda la Biblia se encuentran muchas historias de hombres y mujeres que están siendo atraídos físicamente el uno al otro, y esto hace de la pubertad otra etapa muy importante. De hecho, tanto chicos como chicas tienden a sentir los primeros indicios de atracción física hacia otros alrededor de los 10 años así sea un poquito. ¿Has visto alguna vez a alguna persona que sea del

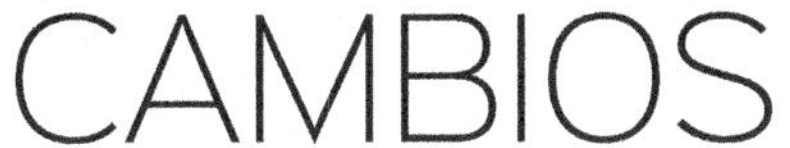

sexo opuesto y sorprenderte a ti mismo pensando en cuan tierna es? O ¿Has visto alguna vez a una persona realmente atractiva hasta el punto de descubrirte mirándola? (Permite que tu hijo/hija sea abierto sobre momentos específicos donde esto ya haya sucedido)

Puntos de charla:

- Cuando piensas en alguien que es atractivo, podrás a menudo descubrirte a ti mismo esperando alrededor para mirarlo más. Puede que te sientas así sobre un amigo o amiga - incluso alguien con quien hayas crecido - o simplemente alguien a quien ves de vez en cuando. Podrías sentirte así sobre alguien a quien veas en televisión o en una película, de hecho, podrías sentirte así con alguien mucho mayor que tú. Algo en la forma en que su rostro luce o en que su cuerpo se ve, atrae tus ojos, o también puede ser algo sobre la manera en que habla o sonríe lo que te atraiga. Algunas personas llaman a esto enamorarse de alguien.
- Hay dos cosas muy importantes que hay que recordar al hablar sobre la atracción. Primero, debes recordar que esto es algo bueno, por lo cual debemos agradecer a Dios por ello. Lo segundo es que la atracción puede ser algo muy poderoso, así que no debemos permitir que nos controle. Pensemos acerca de estas dos cosas.
- Primero que todo la atracción física es algo bueno porque Dios así lo hizo. A medida que creces tu cerebro va siendo cableado para encontrar de forma convincente una persona del sexo opuesto. El sentir la atracción física es un regalo Divino pues por eso demuestra que somos criaturas físicas. Así como Dios hizo cierta comida para que tenga buen sabor, Él ha hecho ciertas cosas en la naturaleza para que se vean bonitas. Él creó al sexo opuesto para que fuera atractivo a nosotros. De esta manera, mientras nos volvemos más viejos teniendo una relación romántica con alguien, podemos sentirnos atraídos a esa persona en su interior y exterior – disfrutando de su personalidad, de su carácter y la forma en como lucen. (Padres, toma un momento para pensar sobre la primera vez que conociste a tu cónyuge o sobre la primera vez que te sentiste atraído hacia él/ella, Habla sobre un par de cosas físicas que se hayan destacado para ti de aquel momento.
- Pero segundo que todo, la atracción física también puede ser muy poderosa. Hay momentos en los que podemos sentir que nos enamoramos de alguien y se siente como si fuera lo único en lo que pensamos. Podemos encontrarnos ya sea soñando sobre esa persona o mirándola cuando esta alrededor de nosotros. Y si continuamos pensando en esa persona, terminaremos imaginando sobre como seria tomarlo de la mano o besarnos o hasta como fuera si esa persona estuviera enamorada de nosotros.
- La atracción física es tan poderosa que si no somos cuidadosos se puede convertir en lujuria. La palabra lujuria es utilizada en la Biblia para definir el deseo sexual pecaminoso hacia otra persona. Dios solamente quiere que las personas casadas se deseen sexualmente,

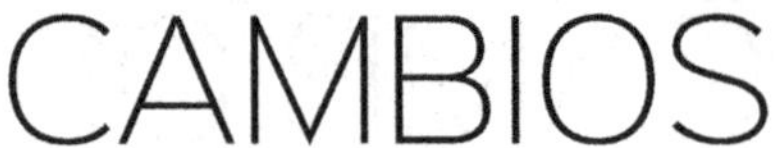

pues es dentro del matrimonio en donde podemos actuar bajo estos deseos y demostrar el amor físicamente hacia nuestro cónyuge.

- La lujuria también es muy poderosa de muchas otras formas si de pronto sientes que te estas obsesionando por otra persona. Cuando esto pasa, es posible empezar a pensar demasiado sobre qué tipo de ropa usar, la forma en que luce tu rostro o cuerpo o si otros te están prestando atención. Por supuesto que es importante cuidar el cuerpo que Dios nos ha dado, pero no vamos a querer obsesionarnos con nuestra imagen corporal. Dios hizo nuestros cuerpos, y debes tener claro que Dios no hace chatarra.
- Además, el hecho de comparar nuestra apariencia con la de otros nos convierte en gente muy miserable, pues nuestra cultura tiene una vista muy angosta sobre lo que es la belleza, más bien en lugar de eso, Dios quiere que nos concentremos en nuestro carácter - es decir, la manera en que lo amamos a Él y a los demás - porque esta es la belleza que realmente importa.
- En la Biblia podemos leer muchas historias de como muchas personas hicieron un mal uso del sexo. Algunas personas se sienten tan abrumados con el deseo, que llegan al punto de abusar sexualmente de otros. Por favor ten en cuenta lo siguiente: A medida que crezcas, no solo es importante guardar tu corazón de la lujuria, sino que recuerda que puede que haya otras personas con estos deseos hacia ti. Si otros intentan tocarte en las partes íntimas de tu cuerpo sin tu permiso, es importante que me lo digas mí de inmediato para asegurarnos que no suceda nunca más. ¿Puedes recordar un momento de tu vida en que alguien haya tratado de tocarte las partes íntimas hasta el punto de que te incomodes? (Permite que tu hijo/hija hable si ha tenido alguna experiencia que haya tenido sobre esto).
- Así que, ten estas dos cosas más en mente, no está mal sentirse atraído hacia otra persona, esto es en realidad algo bueno. A Dios le agrada cuando apreciamos Su creación en la forma en que Él la ver y esto incluye otras personas. Pero también debemos recordar que la atracción física es algo poderoso, y si no somos cuidadosos, podremos encontrarnos siendo dominados por nuestros deseos y lujuria hacia alguien o siendo deseado por alguien.
- A medida que vas creciendo, vas a notar esta atracción física más y más, y a medida que experimentas esto recuerda agradecer a Dios por ello y pedirle ayuda para que puedas tener dominio propio y esto no tome control sobre ti.
- Otra cosa que es de suma importancia sobre estas charlas que hemos tenido, y aunque todo esto resulta ser del todo muy interesante, es que sean los padres quienes hablen de este tema con los hijos. Tus amigos tienen padres que les explicarán cómo es que su cuerpo va cambiando y el significado de dichos cambios para ellos. No abordes esta conversación con tus compañeros, y si alguno quiere abordarla contigo simplemente dile que no es una conversación apropiada para tener.

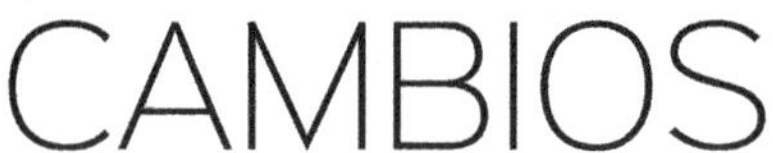

Preguntas para tu hijo:

1. Debido a que la atracción física es tan poderosa, mucha gente cree que es algo malo, temen a este poder y por tanto tratan de convencerse a sí mismos de que es algo maligno. ¿Por qué están equivocados? (Por que Dios creó la atracción física para que fuera algo bueno y por tanto no debemos jamás tratarlo como algo maligno).

2. *Debido a que la atracción física es algo bueno y disfrutable, algunas personas piensan que con la lujuria no hay porque preocuparse, esto pasa porque la disfrutan demasiado y no les importa si sienten este deseo hacia otras personas. ¿Qué hay de malo? (Dios desea que nosotros conservemos estos sentimientos fuertes para el matrimonio. Cuando deseamos a alguien sexualmente con fuerza sin estar casado, nuestro deseo se verá frustrado o este nos llevará a tratar de acércanos sexualmente hacia esa persona de una u otra forma).*

3. *¿Por qué crees que Dios hizo la atracción física algo tan poderoso? (Porque si nos casamos algún día, Él quiere que disfrutemos de nuestro cónyuge.)*

Oración: Dios, gracias por crear la atracción física, tan solo una pequeña mirada de otro puede cautivarnos (Cantares 4:9). Sin embargo, ayúdanos a recordar que la belleza física no dura para siempre (Proverbios 31:30), y que el tipo de belleza que perdura para siempre es el de un espíritu afable y apacible (1 Pedro 3:4). Ayúdanos a apreciar el regalo de la atracción física y a nunca mirar únicamente a la apariencia externa. A menudo nos enfocamos en la forma en que los demás se ven, pero Tú miras el corazón (1 Samuel 16:7). Amén.

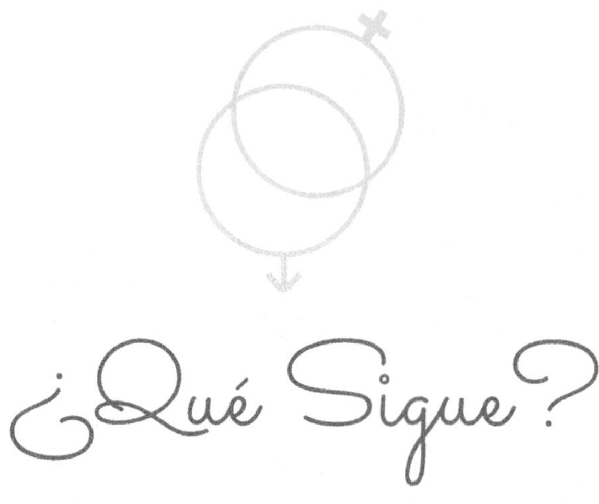

¿Qué Sigue?

Este libro ha sido diseñado más que todo como un puente - siendo el segundo libro de una trilogía. Nuestro primer libro, La Charla, fue sobre darles a los niños que están en la mitad de su infancia fundamentos sobre sexualidad bíblica, introduciendo conceptos elementales tales como: Lo que significa ser varón y hembra, como se hacen los bebés, y la importancia del matrimonio.

Este libro es más que todo sobre como pensar correctamente acerca de nuestro cuerpo durante la pubertad, anticipándose a los cambios que todos los jóvenes (hombres y mujeres) atraviesan durante la pubertad, como también mientras van experimentando la madurez en cuanto a la capacidad de reproducir sexualmente.

Nuestro próximo libro se trata de cómo administrar nuestra sexualidad durante la pubertad. Cubre conceptos tales como respetar al sexo opuesto, guardar el corazón, la modestia, lujuria, masturbación, homosexualidad, masculinidad y feminidad bíblica. A medida que tu hijo/hija crece y madura, estos temas serán algo en lo que por naturaleza sentirá curiosidad de explorar, especialmente si comienzan a mostrar atracción física y emocional hacia otras personas.

Un Optimismo Centrado en el Evangelio

En la cultura occidental tendemos a tener un concepto pesimista sobre los adolescentes, creemos que son nada más que una colección de hormonas ingobernables que van rampantes por ahí. Esto es una negación sutil de que el evangelio también aplica para los adolescentes. Después de todo, las hormonas no tienen que arrepentirse ni creen en nada.

Por supuesto que el pecado tiene una presencia muy viva en los adolescentes - incluso en aquellos que tienen una fe genuina en Cristo. Pero como padres cristianos necesitamos abordarlos con un optimismo centrado en el evangelio, con una creencia fuerte de que el evangelio aplica y puede transformar a cualquiera, incluyendo a personas cuyas hormonas presentan un gran desafío.

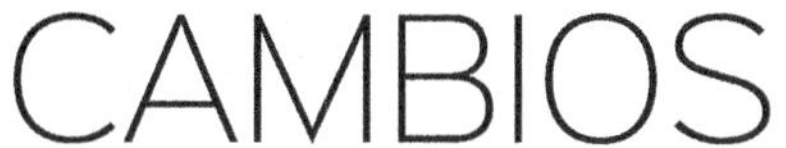

Noten que no estamos defendiendo ningún tipo de cheque en blanco ni un optimismo genérico como si creyésemos que nuestros adolescentes fuesen "buenos chiquillos" en lo profundo (Sin tener a Cristo). Tampoco estamos imponiendo un optimismo centrado en la ley, como si nuestros adolescentes solo necesitasen más límites, más reglas y más restricciones con el fin mantenerlos al nivel. Tampoco estamos defendiendo un pesimismo centrado en el pecado, como si nuestros hijos fueran causas perdidas. Ninguno de estos enfoques es bíblico.

A medida que se avecinan los años mozos, la cosa más importante que podamos ofrecer a nuestros jóvenes es esperanza y humildad. Esperanza en que el evangelio puede alcanzarlos justo donde se encuentran, y humildad para admitir de que nosotros somos más parecidos a ellos de lo que estamos dispuestos a admitir - nosotros también necesitamos de Jesús para que nos rescate de nuestros pecados.

Sé el adulto que quieres que tu hijo algún día llegue a ser

Las emociones asociadas con la pubertad varían mucho de niño a niño, pero una de las cosas importantes que como padre puedes hacer es no permitir que tus emociones se aprovechen de ti.

Debes esforzarte por modelar el tipo de reacciones adultas que quieres que tu hijo o hija algún día muestren. Queremos ser capaces de decir a nuestros hijos como Pablo les dijo a sus discípulos: "Sed imitadores de mí, como yo soy de Cristo" (1 Corintios 11.1).

Libertad con límites

Los niños necesitan tanto libertad para explorar como barandas de seguridad que dirijan su camino. A menudo la sabiduría de una buena crianza es aprender a balancearse entre libertades de adulto y los límites de un niño.

El internet - La internet es un microcosmos del mundo - puede contener de todo y cualquier cosa en la palma de la mano de tu hijo. Es como la gran ciudad - hay ciertas calles que quieres que tu hijo explore, pero también hay otras de las cuales prefieres que se mantenga alejado.

Aunque los filtros en internet pueden ser de ayuda, debemos recordar que los adolescentes son como adultos en cierne que no siempre querrán vivir en un mundo de cercas y filtros. Los años mozos son un tiempo ideal para entrenarlos para ese mundo y una de las mejores formas de hacerlo es con un software como herramienta de responsabilidad para internet, como por ejemplo Covenant Eyes (Pacto con los ojos). Le da la libertad a tu hijo de navegar sin bloqueos, pero lo harán sabiendo que tú recibirás un reporte semanal de todos los sitios web visitados incluyendo las búsquedas dudosas que hayan hecho. El hecho de que mamá y papá estén al tanto de todo esto mantendrá la tentación alejada, y en cada momento que aparezca una ventana o publicidad fea tú lo sabrás y podrán hablar de ello de una manera informativa.

Selección de los medios - Más allá de estar meramente restringidos por ciertos tipos de medios de comunicación, los adolescentes necesitan desarrollar un sentido de "discernimiento de medios". Esto quiere decir el tener la habilidad de analizar los mensajes de los shows de televisión, películas, video juegos y música, lo cual, solo viene con la práctica y la mejor forma de adquirirlo es con usted padre de familia.

Toma tiempo para de disfrutar de los medios de comunicación con tus hijos y observar los mensajes sutiles incluidos en los programas - en especial mensajes sobre amor, sexo, relaciones, la familia y Dios. Y en lugar de simplemente "establecer la ley" acerca de que medios deberían o no consumirse, determina dialogar con tus adolescentes sobre por qué los mensajes de cierto tipo de medios no son sanos ni piadosos.

Sexo opuesto - Cada familia tiene sus propias normas sobre noviazgo y cortejo a veces implícitas sin necesidad de ser muy específicos. Como padre debes dejar muy claro cuáles son tus expectativas en lo relacionado con la interacción con el sexo opuesto y mantente preparado para dar una respuesta fundamentalmente-bíblica detrás de dichas expectativas.

¿Qué normas sociales motivara a tu hijo tanto a interactuar como a conocer el tipo de persona con la que "hacen clic"? ¿Qué normas ayudaran a tu adolescente a guardar el corazón de él o ella de apegos innecesarios a temprana edad? ¿Qué tipo de reglas básicas puede haber sobre interacción (toques de queda, toques apropiados y toques inapropiados, etc.)?

Una promesa que recordar

A medida que nuestros hijos crecen hasta llegar a ser adultos, todos queremos que sean buenos mayordomos de su sexualidad. Dios nos dice que podemos ser librados de tentaciones sexuales si confiamos en Su sabiduría (Proverbios 2:16), y Dios ha escogido que sean los padres los que entreguen esta sabiduría a nuestros hijos.

Hijo mío, si recibieres mis palabras,
Y mis mandamientos guardares dentro de ti,
Haciendo estar atento tu oído a la sabiduría;
Si inclinares tu corazón a la prudencia,
Si clamares a la inteligencia,
Y a la prudencia dieres tu voz;
Si como a la plata la buscares,
La escudriñares como a tesoros,
Entonces entenderás el temor de Jehová,
Hallarás el conocimiento de Dios. (Proverbios 2:1-5)

Made in United States
Orlando, FL
19 July 2022